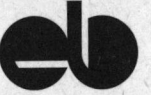

Kevin und Barbara Kunz

Durch die Füße heilen

Anleitungen zur
Reflexzonentherapie

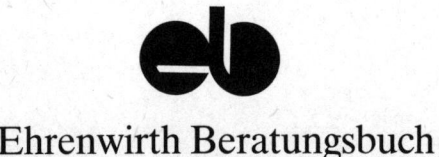

Ehrenwirth Beratungsbuch

CIP-Kurztitelaufnahme der Deutschen Bibliothek

Kunz, Kevin:
Durch die Füße heilen : Anleitungen zur Reflexzonen-Therapie / Kevin u. Barbara Kunz. [Aus d. Amerikan. übers. von Hanna Neves]. –
München : Ehrenwirth, 1984.
    Einheitssacht. : The complete guide to foot
    reflexology ‹dt.›
    (Ehrenwirth-Beratungsbuch)
    ISBN 3-431-02666-4

NE: Kunz, Barbara:

Aus dem Amerikanischen übersetzt von Hanna Neves
Die amerikanische Originalausgabe erschien
unter dem Titel **The Complete Guide to Foot Reflexology**
bei Prentice-Hall, Inc., Englewood Cliffs, New Jersey
© 1982 by Prentice-Hall, Inc., Englewood Cliffs, New Jersey

ISBN 3-431-02666-4
© 1984 für die deutsche Ausgabe
by Franz Ehrenwirth Verlag GmbH & Co. KG, München
Satz: Satzstudio Pfeifer, Germering
Druck: Pera-Druck, Gräfelfing
Printed in Germany 1984

Inhalt

Vorbemerkung zur deutschen Ausgabe

Dieses Buch macht mit einer verhältnismäßig jungen, effizienten Methode der Physiotherapie bekannt. Es richtet sich in erster Linie an Personen, die bereits mit der Reflexzonenbehandlung an den Füßen Erfahrung gemacht haben, sei es als Physiotherapeut, sei es als Patient. Es bietet Hilfe und Gedächtnisstütze für alle, die sich – etwa in praktischen Studien-Lehrgängen – in dieser Therapie ausbilden lassen wollen, und liefert wertvolle Zusatzinformationen für bereits Praktizierende und ihre Patienten.

Die Reflexzonentherapie, in den USA entdeckt und erarbeitet, begegnet seit den frühen siebziger Jahren auch in Deutschland zunehmendem Interesse. Es ist dies vor allem ein Verdienst der Heilpraktikerin Hanne Marquardt in Königsfeld-Burgberg, die nach ihrer Ausbildung bei Eunice Ingham diese Methode weiterentwickelt und in ihrer Lehrstätte selbst zahlreiche Reflexzonentherapeuten ausgebildet hat.

Da diese Methode bisher von den Krankenkassen noch nicht anerkannt wurde, eine Behandlung also nur auf privater Basis erfolgen kann, haben sich bisher auch nur wenige Therapeuten ausschließlich darauf spezialisiert. Dagegen wird Reflexzonenbehandlung heute zunehmend in Kur- und Bäderbetrieben und physiotherapeutischen Instituten sowie in der Praxis von Masseuren und Krankengymnasten neben anderen Zusatz- und Außenseitermethoden angeboten und von Patienten wahrgenommen. Auch Ärzte, besonders solche der Naturheilkunde, zeigen sich aufgeschlossen. Heilpraktiker, Atemtherapeuten, Yoga- und Eutonielehrer weisen häufig auf diese Methode hin.

Kein gewissenhafter Physiotherapeut wird ärztliche Diagnosen stellen oder gar Heilung von speziellen Leiden versprechen. Diagnose und Therapieplan sind immer Sache des Arztes. Der aufgeklärte Patient weiß dies ohnehin. Er wird aber auch gegebenenfalls mit seinem Arzt über Möglichkeiten und Erfahrungen mit unterstützenden physikalischen Therapien wie der Reflexzonenbehandlung sprechen. Und ein aufgeschlossener Arzt wird dafür auch ein offenes Ohr haben.

Gewiß ist die Reflexzonentherapie wie jede neue Methode entwicklungs- und ausbaufähig. Noch gibt es wenig grundlegendes und weiterbildendes Schrifttum darüber[1]. Das hat den Verlag veranlaßt, die Übersetzung dieses Buches der beiden amerikanischen Therapeuten herauszubringen, die seit Jahren Reflexzonentherapie in Kanada und USA mit Erfolg praktizieren und lehren.

Ehrenwirth Verlag

---

[1] Hanne Marquardt, Reflexzonenarbeit am Fuß, Heidelberg, 12. Auflage, 1980.
»Reflexions«, zweimonatlich erscheinender Informationsbrief, herausgegeben von K. und B. Kunz, zu beziehen durch: Reflexology Research Project, 6202 Hendrix NE, Albuquerque, N.M.87110, USA (in englischer Sprache).

Vorwort

Reflexzonenarbeit ist mehr als nur ein Beruf. Wir sehen darin vor allem ein aufregendes Forschungsgebiet und eine beglückende Möglichkeit, anderen Menschen zur Gesundheit zu verhelfen; deshalb ist dieses Buch entstanden. Die Reflexzonentherapie befaßt sich mit dem Studium der Reflexe an den Füßen, die zu sämtlichen Körperteilen in Beziehung stehen. Die Füße werden bearbeitet, um dadurch Ablagerungen, die sich an verschiedenen Stellen ansammeln können, aufzulösen. Das ist das grundlegende Thema dieses Buches. Was die Reflexzonentherapie von anderen Gesundheitslehren unterscheidet, ist die Prämisse, daß jeder Teil des Körpers eine entsprechende Reflexzone am Fuß besitzt. Allerdings weiß bisher niemand ganz genau, bis zu welchem Grad sich die komplexen Körpersysteme in den Füßen spiegeln. So bringt jeder Tag von neuem die Gewißheit, daß es immer noch mehr zu lernen gibt. Und mit jedem Tag, an dem wir die Ergebnisse unserer Arbeit mit den Patienten beobachten, werden uns die Zonen an den Füßen deutlicher. Denn jedes Paar Füße bietet uns nicht nur ein »Spiegelbild« des Gesundheitszustands eines Menschen, sondern auch einen Schlüssel zu seinem Körpersystem. Fußzonentherapie ist eine Methode zur Stimulierung der Reflexe in den Füßen, die wiederum Reaktionen in den entsprechenden Körperpartien hervorrufen. Diese Reaktionen könnte man am besten als Entspannung beschreiben, als Rückkehr zum inneren Gleichgewicht.

Keine Gesundheitslehre kann jemals das Gesamtsystem des Körpers übergehen, denn Heilung geht immer nur vom Körper selbst aus, niemals vom Therapeuten. Wenn nicht der Körper selbst entsprechend reagiert, führen weder medikamentöse noch operative Eingriffe zum Ziel. Viele der heute modernen Therapien haben deshalb keinen Erfolg, weil sie nicht imstande sind, den Körper als Ganzes zu behandeln. Die Fußzonentherapie ist deshalb so interessant und so wirkungsvoll, weil es ihr ausgesprochenes Ziel ist, den **ganzen Körper** zu stimulieren, in allen komplexen körpereigenen Systemen die Rückkehr zur Homöostasis, d. h. zum Gleichgewicht, anzuregen. Die Konzentration auf bestimmte Stellen im Lauf der Behandlung dient dazu, diese Ergebnisse zu beschleunigen. Bei jeder einzelnen Behandlung wird deshalb immer der ganze Fuß bearbeitet, nicht nur jene Stellen, die sich als angegriffen erwiesen haben.

Früher einmal glaubten wir, daß die Wirkung der Fußzonentherapie nicht voraussehbar und eher zufällig wäre, abhängig vor allem davon, ob der von uns Behandelte »reaktionsfähig« wäre oder nicht. Inzwischen haben wir jedoch erkannt, daß nicht das »Wer« oder das »Was« das Entscheidende ist, sondern das »Wie« – mit anderen Worten: die richtige Behandlung. Der Schlüssel zur erfolgreichen Behandlung mittels Fußzonentherapie ist ein zwiefacher: er liegt erstens in den Fähigkeiten und der technischen Ausbildung des Therapeuten; und zweitens – und das ist vielleicht noch wichtiger – darin, ob und wieweit der Behandelte wirklich zur eigenen Gesundheit entschlossen ist (d. h. regelmäßig zur Behandlung kommt und das empfohlene Selbsthilfe-Programm durchführt).

Was wir hier über die Vorzüge und den Wert der Fußzonentherapie aussagen, ist sicherlich noch nicht das letzte Wort dazu. Die nächste Phase der Entwicklung und ständig wachsenden Anerkennung wäre die wissenschaftliche Bestätigung – und die wird auch nicht mehr lange auf sich warten lassen. Vorläufig können wir nur weiterarbeiten, Informationen verbreiten und immer mehr Reflexzonentherapeuten ausbilden. Jeder Fußzonentherapeut wird Ihnen sagen, daß man nicht genau weiß, wie – oder warum – die Methode funktioniert: sie funktioniert eben. Und diese Erkenntnis hat jeder einzelne von uns dadurch gewonnen, daß er Tausende von Füßen behandelt und sich über die Wirkung Gedanken gemacht hat.

Uns geht es darum, Hilfe anzubieten und den Menschen zu zeigen, wie sie selbst mehr Verantwortung für ihre Gesundheit übernehmen können. Nichts liegt uns ferner, als die traditionelle Schulmedizin verdrängen zu wollen. Wir wollen nur teilnehmen am Entwicklungsprozeß, in Partnerschaft treten mit anderen Therapien, für die Einsicht werben, daß es jedem einzelnen möglich ist, mehr für die eigene Gesundheit zu tun.

Das überzeugendste Argument des Reflexzonentherapeuten liegt im Tun. Nicht immer bekommen wir sofort Ergebnisse zu sehen; aber um zur Wurzel einer Krankheit oder einer inneren Störung vorzudringen, braucht man eben Geduld. Bei einem natürlichen System muß man erst die »Schichten« des Problems »abtragen« (die sich vielleicht als Reaktion auf die Primär-Störung gebildet haben), bevor man auf den Ur-Anlaß selbst stößt. Hat man erst die Wurzel im Griff, dann ist es oft überraschend zu sehen, wie viele andere Probleme dadurch ebenfalls behandelt oder überhaupt gelöst werden.

Dieses Buch ist für Menschen geschrieben, die erste Erfahrungen mit der Reflexzonentherapie gemacht haben, sei es als Therapeut, sei es als Patient. Wir vermitteln hier das, was wir für die grundlegenden Informationen halten. Es gibt einen kurzen geschichtlichen Überblick, einen ausführlich bebilderten Teil über die Techniken, die schrittweise Beschreibung einer Behandlung, Leitlinien für den professionellen Therapeuten, Ratschläge für verschiedene Fragen von Interesse und ein hilfreiches Kapitel über Anatomie (einschließlich einer Tabelle der Indikationsgebiete mit Hinweisen auf die korrespondierenden Fußzonen).

Die Arbeit an diesem Buch war uns eine bereichernde Erfahrung. Fußzonentherapie ist eine Gabe, die wir an Sie weitergeben möchten – in der aufrichtigen Hoffnung, daß Sie davon profitieren werden.

1 Entwicklung und Theorie der Reflexzonentherapie

Jedes Wissensgebiet baut auf Grundlagen auf mit dem Ziel, dieses Gebiet zu einem geschlossenen System zu verbinden. Das ist bei der Fußzonentherapie nicht anders. Ihre Grundlagen sind zwar sehr einfach, beinhalten jedoch eine wesentliche Aussage über den Körper und seine Funktionen. Die Fußzonentherapie enthält Theorie **und** Praxis der Bearbeitung von Reflexen an den Füßen, die zu anderen Teilen des Körpers in Beziehung stehen. Unter Anwendung bestimmter Hand- und Finger-Techniken bewirkt die Fußzonentherapie bestimmte Reaktionen (Entspannung) in den korrespondierenden Körperzonen. Entspannung ist der erste Schritt auf dem Weg zur Normalisierung und signalisiert die Rückkehr des Körpers zu einem Zustand des Gleichgewichts, auch Homöostasis genannt, bei dem der Kreislauf ungehindert fließen und die Zellen mit Nährstoffen und Sauerstoff versorgen kann. Mit der Rückkehr zur Homöostasis kehren dann auch die Körperorgane, die nichts anderes sind als Zell-Aggregate, zum Normalzustand und zur Normalfunktion zurück.

Der jeweilige Gesundheitszustand hängt eben von dieser Fähigkeit ab, nach einem Trauma oder einer Störung (z. B. durch eine Verletzung, durch Krankheit oder Stress) zur Homöostasis zurückzufinden. Wir können also sagen, daß das Ziel der Fußzonentherapie kein anderes ist, als eben diese Rückkehr zu fördern. Da jedoch Stress und Krankheit für die meisten von uns einfach zum Leben gehören, kann die Fußzonentherapie nicht nur der Heilung, sondern auch der Vorbeugung dienen; sie gibt dem einzelnen ein Mittel an die Hand, seinen Körper zu regenerieren und im natürlichen Zustand des Gleichgewichts zu erhalten.

Die Reflexe in den Füßen sind nichts als »Spiegelungen« von Körperzonen. Ihre Ortung sowie ihre Beziehung zueinander am Fuß folgen einem logischen anatomischen Raster, der dem des Körpers selbst entspricht. Wie nun die Reflexe an den Füßen der Anatomie des ganzen Körpers entsprechen, beruht auf einer einfachen Voraussetzung: das Bild des Körpers wird auf die Füße projiziert, eingeteilt wird dieses Bild mit Hilfe der Zonentheorie. (Eine genaue Einführung in die Zonentheorie beginnt auf Seite 13).

Es ist durchaus möglich, daß Stress die größte Bedrohung des körperlichen Gleichgewichts darstellt. Darauf werden wir in diesem Buch immer wieder zurückkommen. Stauungen in den Füßen (Verkalkung, Lymphflüssigkeit) sind für den Fußzonentherapeuten wie eine Straßenkarte. Diese Stauungen sind ein Zeichen dafür, daß Stress und seine Begleiterscheinungen begonnen haben, sich in den korrespondierenden Körperzonen zu manifestieren. Wir können es gar nicht oft genug sagen: auch wenn die Fußzonentherapie nicht mehr erreichen sollte als die Bekämpfung von Stress durch die Entspannung, hat sie ihr Ziel bereits voll und ganz erreicht!

Die Ursprünge der Fußzonentherapie: Zonentheorie

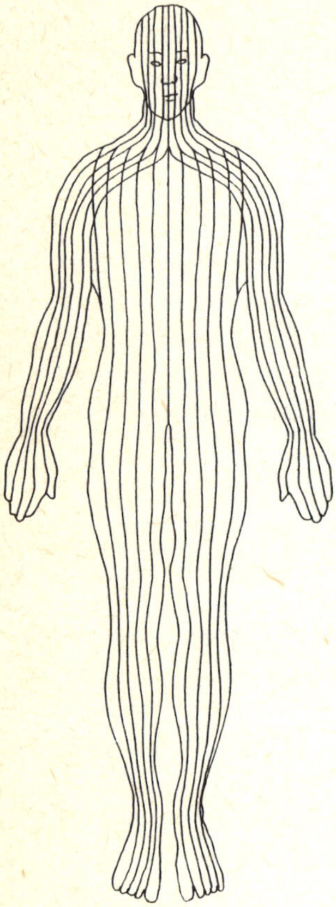

Die Zonentheorie entwickelte sich kurz nach 1900 aus den Forschungen und Schriften von Dr. William Fitzgerald. Er beobachtete, daß direkter Druck auf bestimmte Stellen des Körpers in korrespondierenden Stellen eine schmerzstillende Wirkung hervorrief. In der Zonentheorie geht es nun darum, wie eine Partie des Körpers mit einer anderen »korrespondiert«. Dr. Fitzgerald teilte für seine Beobachtungen den Körper in Zonen ein (siehe Abb. 1).

Er konnte so feststellen, daß seine Patienten sich durch direkten Druck oft selbst »anästhetisierten« (z. B. durch Ballen der Fäuste), oder daß in manchen Fällen ein Assistent ganz zufällig Druck angewandt hatte. Es kamen ihm sogar Fälle unter, wo vor oder während eines operativen Eingriffs keine eigentliche Anästhesie notwendig wurde. Bald war er so weit, daß er berechnen konnte, auf welche Stellen des Körpers er Druck ausüben mußte, damit eine andere dadurch schmerzunempfindlich gemacht wurde – und das war der erste große Schritt hin zur Entwicklung der Zonentheorie.

Weitere Verbreitung erfuhr die Zonentherapie durch Dr. Edwin Bowers. In Zusammenarbeit mit Dr. Fitzgerald entwickelte er eine verblüffende Methode, um die Kollegenschaft von der Gültigkeit der Zonentheorie zu überzeugen: er drückte einem Kollegen fest die Hand und stach dann mit einer Nadel in jene Partie seines Gesichts, die durch den Druck schmerzunempfindlich gemacht wurde. Diese dramatische Beweisführung überzeugte alle, die das mit ansahen. Die Zonentherapie gewann weitere Anhänger, darunter Dr. George Starr White in Los Angeles und Dr. Joseph Selbey Riley, der ein Buch [1]

Abb. 1

[1] Riley, Joseph Selbey: Zone Therapy Simplified, 1919

über die Zonentheorie schrieb und sich viele Jahre ihrer Erforschung widmete.

Kurz nach 1930 war die Zeit reif für die Weiterentwicklung der Zonentheorie zur Fußzonentherapie. Eunice Ingham, eine von Dr. Rileys Massage-Assistentinnen, hatte die Zonentherapie bereits in ihrer Arbeit angewendet, war aber immer mehr zu der Erkenntnis gelangt, daß das beste Objekt dieser Therapie die Füße waren, und zwar auf Grund ihrer besonderen Reizempfänglichkeit. Sie teilte die Füße in Felder ein je nach ihren Wirkungen auf die übrige Anatomie des Körpers, bis sie schließlich eine Art »Landkarte« des gesamten Körpers auf die Füße projiziert hatte. Offenbar hatte sie erkannt, daß sie anstelle eines fortgesetzten direkten Drucks auch wechselnden Druck anwenden konnte und so eine therapeutische Wirkung erzielen konnte, die noch über die Schmerzlinderung hinausging.

Sie war mit ihrer Methode so erfolgreich, daß ihr Name bald überall bekannt wurde. Ihr erstes Buch [1] schrieb sie im Jahr 1938. Heute sieht man in ihr die Begründerin der Fußzonentherapie. Als sie sich 1970 zurückzog, übernahmen Eusebia B. Messenger, ihre Nichte, und Dwight C. Byers, ihr Neffe, ihre Praxis und führten ihr Werk weiter. Vieles in der Geschichte der Fußzonentherapie harrt noch der Entdeckung und Klärung. Aber gerade ihr westlicher Ursprung läßt sie heute immer mehr Anklang finden.

Zonentheorie

Die Zonentheorie ist die Grundlage der Reflexzonentherapie. Die Reflexzonentherapie hat sich immer mehr verfeinert, aber die Zonentheorie ist noch immer ein nützliches Nebenfach geblieben. Wer die Reflexzonentherapie begreifen will, muß sich auch die Zonentheorie zu eigen machen.

Die Zonen bieten ein System, mit dessen Hilfe man verschiedene Körperregionen miteinander in Bezie-

[1] Ingham, Eunice: Stories the Feet Can Tell, 1938 (deutsch: Geschichten, die die Füße erzählen können)

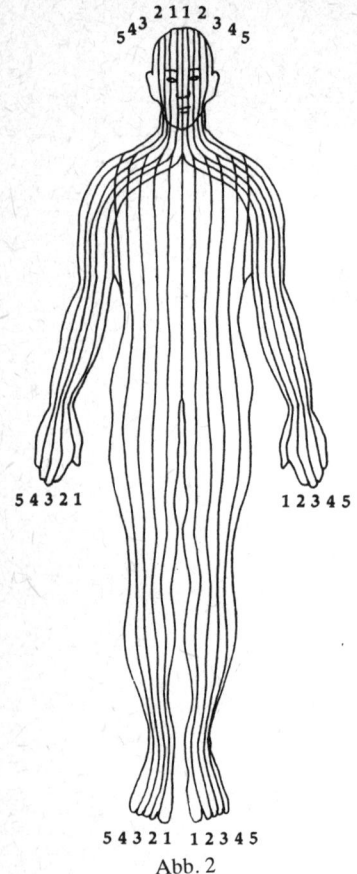

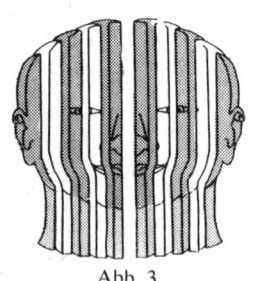

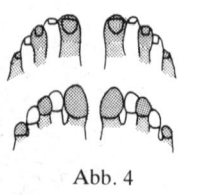

Abb. 2

Abb. 3

Abb. 4

14

hung setzen kann. Man könnte sich etwa Leitlinien oder Raster vorstellen, die eine Region mit der anderen verbinden.

Es gibt zehn vertikale Körperzonen, die sozusagen vom Scheitel bis zur Sohle, ja bis zu den Zehenspitzen den Körper durchlaufen (Abb. 1). Die Zahl zehn entspricht der Anzahl der Finger und der Zehen und bietet daher ein praktisches Zählsystem. Jeder Finger und jede Zehe fällt in eine Zone – so gehört zum Beispiel der linke Daumen in die gleiche Zone wie die linke große Zehe usw.

Nehmen Sie einmal das Rasterbild der Körperzonen (Abb. 2) und zeichnen Sie die Zonen auf Ihrem eigenen Körper nach. Beginnen Sie mit den Füßen, folgen Sie der imaginären Linie, die von jeder Zehe ausgeht und das Bein hinauf verläuft, über Becken, Bauch und Brust bis hinauf zum Kopf. Jede Zehe vertritt eine Zone. Machen Sie die gleiche Übung mit den Händen. Beginnen Sie bei den Fingern. Beachten Sie, wie die numerierten Zonen auf dem Rasterbild einander im Gebiet von Kopf und Nacken überschneiden (Abb. 3, 4).

Jede große Zehe entspricht einer Kopfhälfte, vertritt aber auch zugleich eine spezifische Zone. Aber jede große Zehe steht gleichzeitig auch für die vier kleineren Zehen, indem nämlich die kleinen Zehen die übrigen Zonen, die die Kopf/Hals-Region im Detail vertreten, ausfüllen. Diese Vorstellung wird im Kapitel über die Theorie der Reflexzonentherapie ausführlicher erklärt (siehe Seite 15ff.).

Man muß sich vorstellen, daß die Reflexpunkte sozusagen wie ein Pfeil den ganzen Körper innerhalb der gleichen Zone durchlaufen. So kann z. B. der gleiche Punkt sowohl an der Vorderseite wie auch der Rückseite des Körpers, und auch an der Oberseite wie der Unterseite des Fußes gefunden werden.

Stauungen oder Spannungen in einem Abschnitt der Zone beeinflussen die gesamte Zone in ihrem Längsschnitt durch den Körper. Dabei werden, einem gestauten Flußlauf vergleichbar, die Gebiete zu beiden Seiten des »Staudamms« (der Blockade) in dieser Zone in Mitleidenschaft gezogen (Abb. 5).

Bleibt die Stelle blockiert, so erweitern sich die betroffenen Gebiete immer mehr. Besondere Empfindlichkeit in einem bestimmten Teil des Fußes ist für den Therapeuten ein Hinweis darauf, daß in dieser Zone – oder diesen Zonen – irgendwo im Körper etwas nicht in Ordnung ist. **Direkter Druck auf irgendeine Stelle dieser Zone beeinflußt die Zone in ihrer Gesamtheit.** Das ist die Grundlage der Zonentheorie – und gleichzeitig auch die Grundlage der Fußzonentherapie; denn die Füße sind nicht nur funktionelle Leitstellen zu allen anderen Zonen, sie sind auch ein direktes Abbild des Körpers selbst. Man kann sie geradezu als Spiegelbilder des Körpers bezeichnen (siehe Seite 15).

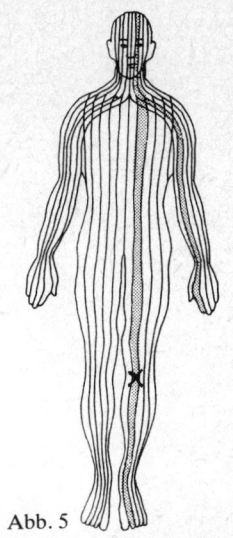

Abb. 5

Es gibt noch andere Gründe, warum sich die Füße in dieser Art einsetzen und behandeln lassen: Sie sind ein besonders empfindlicher Teil des Zonensystems. Ganz abgesehen davon, daß sie ja ständig von Socken, Strümpfen und Schuhen »geschützt« sind, sind auch gerade diese Körper-Endstellen (ähnlich wie Kopf, Hände) gegen Berührung besonders empfindlich.

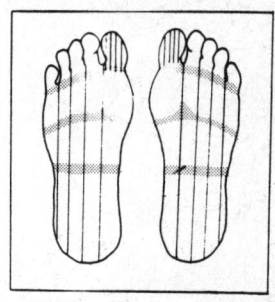

Abb. 6

Die Theorie der Fußzonentherapie

Zusätzlich zu den vertikalen Körperzonen bedient sich die Reflexzonentherapie auch bestimmter horizontaler Körperzonen. Ihr Hauptzweck liegt darin, daß sie das Abbild des Körpers in der richtigen Perspektive und Ortung auf die Füße projizieren helfen. Man benützt in der Regel nur drei horizontale Körperzonen, und zwar: Schulterlinie, Zwerchfellinie und Gürtellinie (Abb. 6, 7). Trotzdem bezieht sich das Konzept der Horizontalzonen ebenfalls auf alle Gebiete.

Nehmen wir zum Beispiel die Regionen oberhalb der Schultern, nämlich das Gebiet von Kopf und Hals. Wie wir von der Zonentheorie her wissen, laufen durch diese Region alle zehn Vertikalzonen. Wir haben bereits darauf hingewiesen, daß jede große Zehe eine Kopf-Hälfte vertritt, und zwar nimmt sie

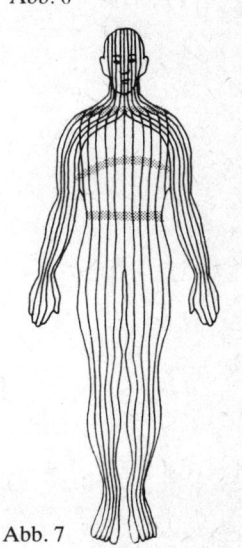

Abb. 7

15

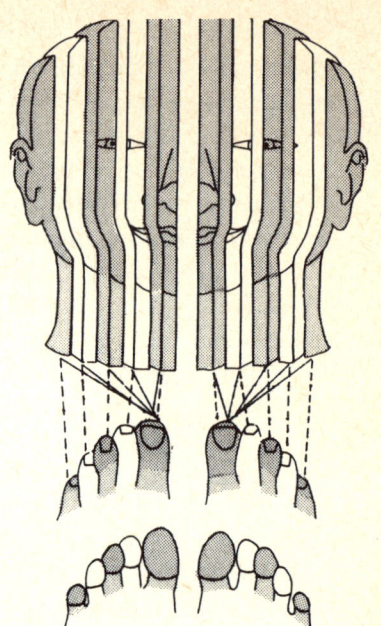

Abb. 8

nicht nur Zone eins ein, sondern vertritt gleichzeitig auch alle fünf Zonen ihrer Hälfte (Abb. 8). Die vier kleinen Zehen an jedem Fuß vertreten eine zonale Aufteilung der jeweiligen großen Zehen und stellen daher eine detailliertere Aufgliederung der Kopf- und-Hals-Region dar. (Der Ballen jeder kleinen Zehe steht für einen Teil des Kopfes, der Zehenhals entspricht einem Teil des Halses.) Das ermöglicht es uns, das physische Abbild des Körpers auf die Füße zu projizieren. Beziehungen und Überlagerungen von Körperteilen lassen sich an den Füßen genauso nachzeichnen, wie sie im Körper selbst erscheinen.

Die Illustration ist eine zweidimensionale Darstellung des Körpers (Abb. 9). Obwohl das Bild eben ist, interpretieren wir es dennoch als dreidimensional. Jedes Schaubild, das die Reflexe an den Füßen darstellt, sollte auf die gleiche Art interpretiert werden. Daher gelten auch die Körperregionen, die auf die Füße »projiziert« werden (siehe Tafeln S. 91ff.), als dreidimensional. Da die Fußsohle nicht völlig flach ist, bedeutet die Projektion dieses »3-D«-Bildes darauf nichts anderes, als daß das Bild räumliche Tiefe besitzt. Wir haben es nicht nur mit der **Oberfläche**

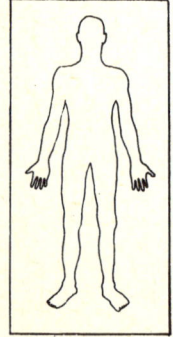

Abb. 9

der Füße zu tun. Die Reflexe bewegen sich durch jene Gebiete hindurch, wo wir sie hier darstellen. Damit Sie sich dieses Abbild des Körpers auf den Füßen leichter vorstellen können, versuchen Sie folgende Übung: Bitten Sie einen Freund, Ihnen zu Demonstrationszwecken seine Fußsohlen dicht nebeneinander vor Augen zu halten. Betrachten Sie nun die beiden Sohlen, als würden Sie einen Körper von vorn betrachten. Sie können das Rückgrat von vorn nicht sehen, aber Sie wissen, daß es da ist und den Körper in zwei Hälften teilt. Auf die Füße übertragen, liegt das Rückgrat genau »zwischen« den beiden Sohlen. Da jedoch jeder Fuß eine Körperhälfte repräsentiert (rechter Fuß = rechte Seite, linker Fuß = linke Seite – Abb. 10, 11), wird auch das Rückgrat selbst in zwei Teile geteilt, so daß jeder Fuß an seinem inneren Rand ein sogenanntes Spinalgebiet besitzt.

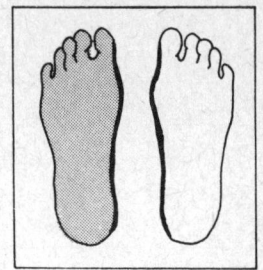

Abb. 10

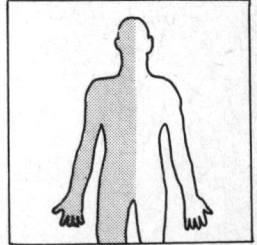

Abb. 11

Der Kopf, der oberste Teil des Körpers, wird auf unserem Fuß von den großen Zehen vertreten. Jede große Zehe vertritt eine Hälfte von Kopf und Hals (Abb. 13, 14). Der Zehenballen ist der Kopf selbst, der Zehenhals der Hals. Stellen Sie sich jede der kleineren Zehen als eine Scheibe von Kopf und Hals vor. Die Wölbung an der Zehenbasis entspricht dem oberen Rumpfende, nämlich dem Schultergürtel. Die Schultergelenke befinden sich an der Außenseite, am äußeren Ballen jedes Fußes, unterhalb der kleinen Zehe (Abb. 12).

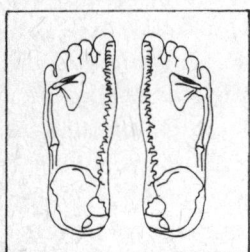

Abb. 12

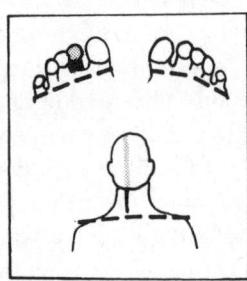

Abb. 13

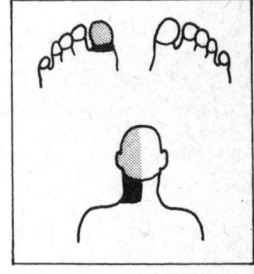

Abb. 14

Um das Sonnengeflecht an den Füßen zu lokalisieren, ertasten Sie zunächst das Brustbein an Ihrem eigenen Körper. Das ist jener Knochen genau in der Mitte der Brust, der die linke und die rechte Seite

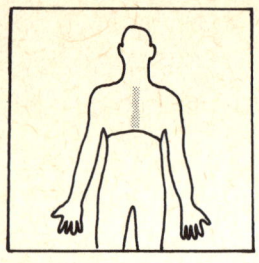

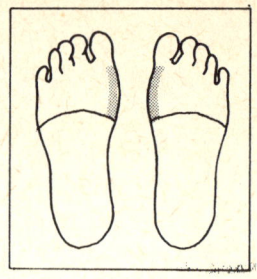

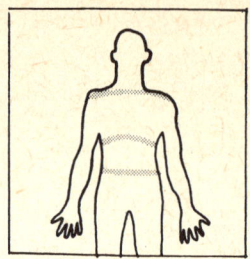

Abb. 15   Abb. 16   Abb. 17

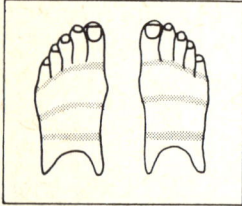

Abb. 18

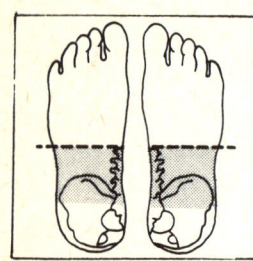

Abb. 19

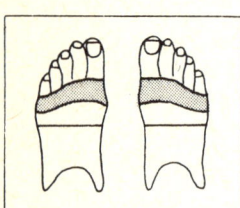

Abb. 20

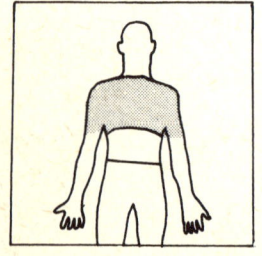

Abb. 21

des Brustkorbs miteinander verbindet. Unten am Brustbein ist das Zwerchfell befestigt. Fügen Sie das jetzt zu Ihrem Körperbild auf den beiden Fußsohlen. Ihre Zwerchfell-Linie soll das gesamte Gebiet quer über die Basis der beiden Fußballen umschließen (Abb. 15, 16, 17, 18).

An der Außenseite des Fußes befindet sich etwa in der Mitte ein vorstehender Knochen, den man den fünften Mittelfußknochen nennt. Wenn Sie von diesem Punkt aus eine Linie rund um den ganzen Fuß ziehen, dann haben Sie eine gute Vorstellung von der Gürtellinie. Unterhalb dieser Linie befinden sich u. a. der Becken- und Bauchraum sowie die untere Wirbelsäule (Abb. 19).

Als nächstes stellen Sie Ihre eigenen Füße locker nebeneinander und sehen sie sich von oben an, dabei stellen Sie sich vor, daß Sie die Rückansicht des Körpers darauf projizieren. Die Wirbelsäule verläuft natürlich wieder an der Innenseite beider Füße (Abb. 12). Den Hinterkopf vertreten die beiden großen Zehen. Und der Schultergürtel verläuft entlang der Zehenbasis. Jetzt verlängern Sie die Zwerchfellinie von den Fußsohlen herauf und ziehen Sie quer über den Fußrücken; genauso verfahren Sie am fünften Mittelfußknochen mit der Gürtellinie. Damit haben Sie wichtige Grenzlinien gezogen, mit deren Hilfe Sie jetzt die verschiedenen Körperteile lokalisieren können. So ist z. B. die Stelle zwischen dem unteren Ende der Schulterblätter und dem oberen Schulterabschluß unten von der Zwerchfellinie und oben von der Gürtellinie begrenzt. Alle Körperpartien, die sich hier befinden, haben dann ihre Reflexe an den Füßen zwischen diesen beiden Linien (Abb. 20, 21).

Das Becken ist an der Wirbelsäule befestigt und bildet mit seiner gebogenen Form ein Gebiet von räumlicher Tiefe (wie Sie an Ihrem eigenen Körper erkennen können). Daher muß auch die Becken-Bezugszone an den Füßen dreidimensional gesehen werden. Dieses Gebiet verläuft rund um den Fuß herum und schließt die Knöchelbasis ebenso ein wie die Knöchel selbst und die Seiten und Sohlen beider Füße (Abb. 22).

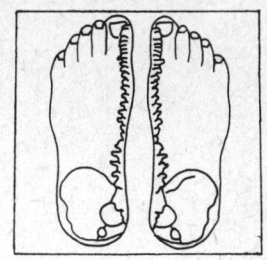

Abb. 22

Das eben beschriebene Modell eignet sich zwar für die Einteilung der wichtigsten Horizontalzonen; verfallen Sie aber bitte nicht in den Irrtum, daß Sie die Fußsohlen **nur** als Vorderseite des Körpers sehen und die Fußrücken **nur** als die Rückseite. Sowohl der Fußrücken wie auch die Fußsohle vertreten sowohl Vorder- und Rückseite des Körpers wie auch die Organe, die dazwischen liegen. Mit anderen Worten: die Reflexe gehen durch die Füße hindurch. (Abb. 23).

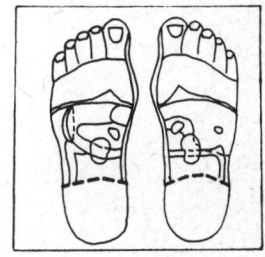

Abb. 23

Die inneren Organe

Wenn Sie sich die üblichen anatomischen Schaubilder in Lexika oder medizinischen Büchern ansehen, werden Sie bemerken, daß die Lage der inneren Organe sich auf alle möglichen Arten überschneidet. Daher müssen sich auch die entsprechenden Bezugszonen an den Füßen überschneiden. Das ist auf einem Bild nicht leicht darzustellen. Das Herz zum Beispiel liegt im großen und ganzen eher links von der Mittellinie des Körpers, strahlt aber auch auf die rechte Seite aus. Daher muß auch auf dem rechten Fuß ein kleines Gebiet diesem Umstand Rechnung tragen.

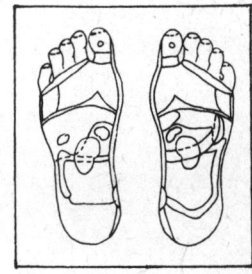

Abb. 24

Es ist sehr wichtig, das Körper-Bild auf dem Fuß als dreidimensionales Abbild eines dreidimensionalen Körpers zu sehen. Die Nierenzone auf einem Schaubild überschneidet sich mit vielen anderen Zonen, so wie eben auch die Nieren selbst, wenn man den Körper von vorn oder von hinten betrachtet, sich mit anderen Organen und Körperteilen überlappen. Sie dürfen nicht vergessen, daß ein Schaubild vor allem eine Orientierungshilfe sein soll. Sobald Sie einmal

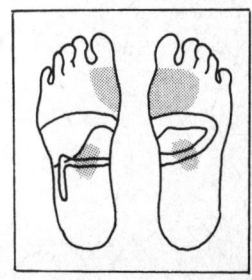

Abb. 25

19

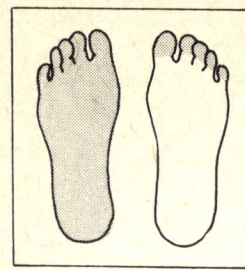

Abb. 26

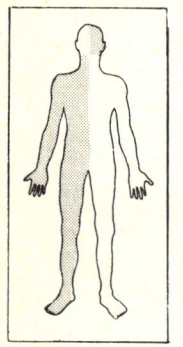

Abb. 27

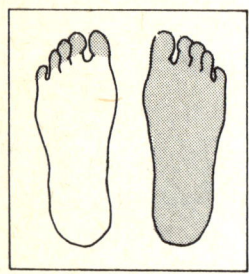

Abb. 28

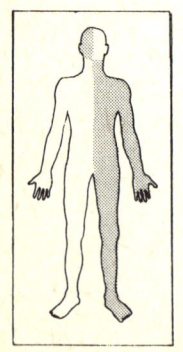

Abb. 29

eine klare Vorstellung von der Projektion des Körpers auf die Füße haben, werden Sie auch erkennen, daß Sie sich mit vielfältigen Reflexzonen beschäftigen, die einen großen Teil des Rumpfes darstellen (Abb. 24, 25).

Die Ausnahme

Einer der wichtigsten Grundsätze der Zonentheorie besagt, daß der rechte Fuß die rechte Körperhälfte, und der linke Fuß die linke Körperhälfte vertritt. Dieser Grundsatz hat aber eine bedeutende Ausnahme: im Zentralnervensystem kontrolliert die rechte Gehirnhälfte die linke Körperhälfte und umgekehrt. Daher muß man bei allen Krankheiten und Problemen des Gehirns oder des Zentralnervensystems (z. B. Schlaganfall, Lähmungen usw.) die entsprechende Fußzone an der Verletzung entgegengesetzten Seite behandeln (Abb. 26, 27).

Richtlinien

Die Mittellinie bezieht sich auf jene Linie, die den Körper von oben bis unten mitten durchläuft. Vertreten wird sie von dem Zwischenraum zwischen den Füßen. Wenn man sich dieser Mittellinie nähern will, dann mit Bewegungen in Richtung Fuß-Innenseite (Rist); für die Entfernung von der Mittellinie stehen Bewegungen in die entgegengesetzte Richtung (Abb. 28, 29).

Vom Nutzen der Zonentheorie in der Fußzonentherapie

Viele Leute glauben, daß die Techniken der Fußzonentherapie nur an Händen und Füßen wirkungsvoll angewendet werden können. Reflexe gibt es aber in allen Körperzonen; daher ist es wichtig, daß man das Zonensystem wirklich begreift, damit die wirklich erstaunlichen Beziehungen innerhalb der einzelnen Zonen deutlich werden. Dies ist eine wertvolle Ergänzung zum normalen Repertoire der Techniken und Anwendungsmöglichkeiten.

Ein gutes Beispiel für die ungewöhnlichen Beziehungen innerhalb des Zonensystems ist etwa die Beziehung zwischen Augen und Nieren. Da sie beide in derselben Zone liegen, hat sich eine Behandlung der Nierenzone an den Füßen oft auch in Fällen von Augenkrankheiten als nützlich erwiesen (Abb. 30).

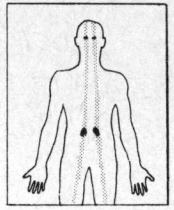

Abb. 30

Mit Hilfe der Zonentheorie kann man sich bei Schmerz oder Verletzung einer bestimmten Stelle des Körpers des sog. »Bezugszonensystems« bedienen, indem man die entsprechende Stelle am Fuß sucht und behandelt. So kann etwa unter bestimmten Umständen, wenn z. B. eine ärztliche Diagnose noch nicht möglich ist, ein *allgemeiner* Schmerz irgendwo im Körper vermittels unserer Zonen auf eine *ganz bestimmte* Stelle am Fuß bezogen werden; bei der Behandlung des ganzen Fußes kann man sich auf diese bestimmte Stelle besonders konzentrieren. Dazu eine *Fallgeschichte:*

Eine unserer Klientinnen mußte einmal ihre Tochter mit heftigen Schmerzen im Unterbauch ins Krankenhaus bringen, mußte jedoch dort zwei volle Stunden auf einen Arzt warten. In diesen zwei Stunden wurde das Mädchen nicht behandelt und erhielt auch keine schmerzstillenden Mittel. Also zog die Mutter dem Mädchen die Schuhe aus und fing an, so gut sie es eben verstand, die Füße ihrer Tochter zu bearbeiten. Unter Zuhilfenahme der Zonentheorie lokalisierte sie die entsprechende Stelle am Fuß und bearbeitete sie, um die Schmerzen ihrer Tochter zu lindern. Und es gelang ihr tatsächlich, die Schmerzen so lange zu betäuben, bis ein Arzt erschien! Noch am selben Tag wurde dem Mädchen dann der Blinddarm herausgenommen.

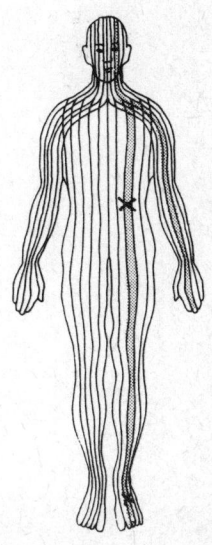

Als praktische Übung sehen Sie sich jetzt Abbildung 31 an. Beachten Sie die mit »x« bezeichnete Stelle, die einen Schmerz oder eine Verletzung markieren soll. Wenn Sie die entsprechende Zone bis hinunter zum Fuß verfolgen, würden Sie auch dort eine Schmerzempfindlichkeit feststellen. Da der oberste Grundsatz der Fußzonentherapie besagt, daß jede Verletzung oder sonstige Belastung der Stelle »x« in derselben Zone am Fuß eine Blockade verursacht, so können die zonalen Beziehungen eben dazu ver-

Abb. 31

helfen, einen diffusen Schmerz genauer zu lokalisieren. Ausgestattet mit dieser Information, kann der Therapeut – unter Verwendung der horizontalen Zonen an den Füßen (siehe Seite 15) – die Bezugsstelle am Fuß finden und von hier aus heilend einwirken.

Bezugszonen

Eine verletzte oder sonst irgendwie geschädigte Stelle am Fuß darf nie bearbeitet werden. Dazu gehören Krampfadern, Venenentzündung, ein verstauchter Knöchel, verletzte Glieder und Gelenke. Reflexzonentherapie und Zonentheorie weisen uns jedoch den Weg, wie wir uns an andere Körperpartien in den gleichen Zonen halten und diese statt dessen bearbeiten können. Dieses System nennen wir »Bezugszonen«. Bezugszonen sind verschiedene Partien des Körpers, die über das zonale System miteinander in Verbindung stehen. Sie sind vor allem deshalb wertvoll, weil wir an ihnen ablesen können, was in den Zonen vorgeht. Außerdem kann mit ihrer Hilfe der Patient zwischen den Behandlungsterminen die Bemühungen des Therapeuten selbst unterstützen. Wenn auf die Behandlung einer bestimmten Stelle wegen einer Verletzung verzichtet werden muß, bietet sich die Bezugszone als Alternative an.

Diese Beziehung der einzelnen Körperpartien untereinander über die Zonen ist eigentlich ganz einfach. Jede Beziehung ist sozusagen spezialisiert. Vergleichen Sie zum Beispiel Ihren rechten Arm und Ihr rechtes Bein mit Abbildung 33. Zonal gesehen, ist der Arm eine Reflexion des Beines. Die Hand entspricht dem Fuß, das Handgelenk dem Fußknöchel und so weiter. Falls der Arm irgendwo verletzt ist, kann der entsprechende Teil des Beines bearbeitet werden (und umgekehrt). Häufig auftretende Probleme, wie etwa Venenentzündung und Krampfadern an den Beinen, können durch Bearbeitung der entsprechenden Zonen an den Armen therapeutisch behandelt werden. (Abb. 33).

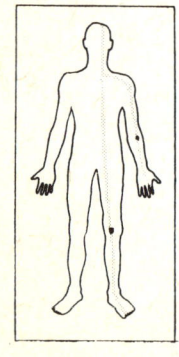

Abb. 32

22

Es entsprechen sich:

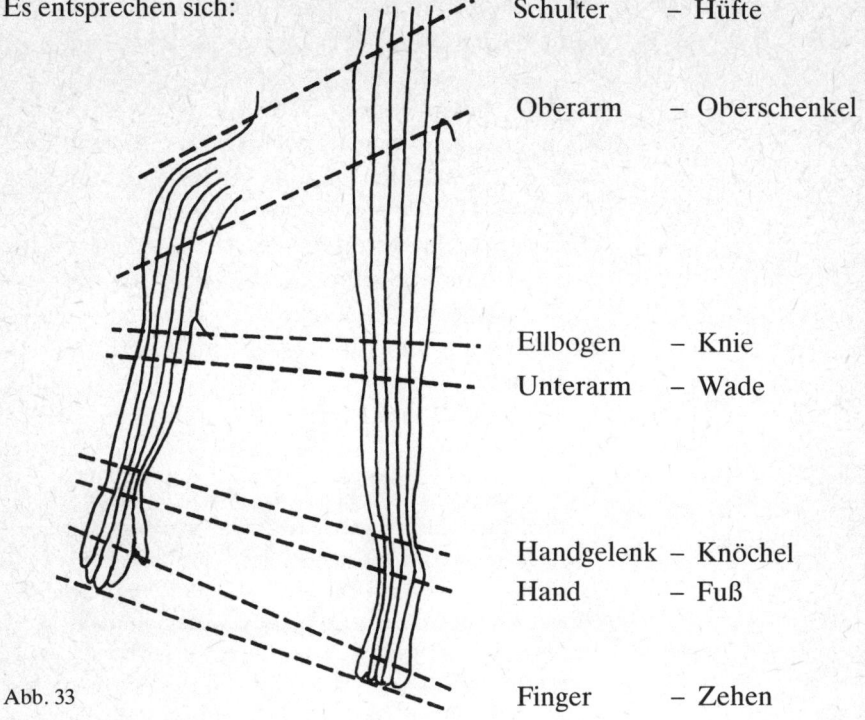

Schulter	– Hüfte
Oberarm	– Oberschenkel
Ellbogen	– Knie
Unterarm	– Wade
Handgelenk	– Knöchel
Hand	– Fuß
Finger	– Zehen

Abb. 33

Üben Sie den Umgang mit den Bezugszonen. Beginnen Sie damit, zum Ziel der Orientierung die Zonen einzuteilen. Legen Sie Ihre Handflächen auf Ihre Knie. Numerieren Sie die Zonen, ausgehend vom Daumen und von der großen Zehe (Zone 1), dem Zeigefinger und der zweiten Zehe (Zone 2) und so weiter. Dabei wird Ihr Bild möglicherweise leicht verzerrt, da ja Arme und Beine sich in »verschiedene« Richtungen abwinkeln. Beim flachen Auflegen der Handfläche mußten Sie die Speiche Ihres Arms drehen. Wenn Sie nun die Hand herumdrehen, die Handflächen nach oben, dann werden Sie feststellen, daß der Arm jetzt zwar gerade ist, daß aber die Zonen nicht länger übereinstimmen. Jetzt sieht es vielmehr so aus, als wäre der Daumen mit der **kleinen** Zehe in der gleichen Zone. Dem ist aber nicht so. Sie dürfen diese Perspektive nur dazu benutzen, um den zu bearbeitenden Teil der Bezugszone zu lokalisieren.

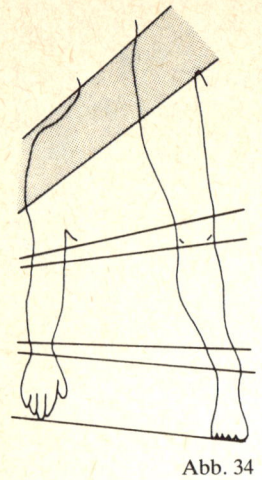

Abb. 34

Betrachten Sie Abbildung 32. Wo würden Sie die Behandlung einer Verletzung an der Innenseite des linken Knies ansetzen? In welcher Zone ist das? Da sich diese Stelle auf einer Linie mit der zweiten Zehe befindet, nennen wir sie »Zone 2«. Strecken Sie Ihre linke Hand aus, die Handfläche nach oben, und verfolgen Sie, vom Zeigefinger ausgehend, Zone 2 bis herauf zum Ellbogen. Das wäre Ihre Bezugszone für diese bestimmte Knieverletzung. Wenn Sie dort tatsächlich eine Verletzung hätten, dann wäre wahrscheinlich auch die Bezugsstelle am Ellbogen empfindlich.

Dazu eine *Fallgeschichte*:

Eine unserer Freundinnen, eine Physiotherapeutin, entwickelte plötzlich ein intensives Interesse für die Bezugszonen, nachdem wir ihr einen schlagenden Beweis für deren Existenz am eigenen Leibe gezeigt hatten. Sie war einige Monate zuvor von einem Hund gebissen worden; dabei hatte ein Muskel gelitten. Sie zeigte Kevin die Bißspuren an ihrem Bein. Er »bezog« sich sofort auf eine entsprechende Stelle an ihrem Arm und begann, nach einer schmerzempfindlichen Stelle zu suchen. Und er fand sie auch. Sie hatte auf ihrem Arm ganz eindeutig eine Bezugsstelle, die schon auf eine leise Berührung empfindlich reagierte!

Auf die gleiche Art und Weise lassen sich auch andere Bezugszonen lokalisieren. Stellen Sie fest, in welcher Zone eine Verletzung stattgefunden hat, und folgen Sie dann einfach der Verbindungslinie zur Bezugszone. Manchmal läßt sich eine solche Verletzung überhaupt erst mit Hilfe der empfindlichen Stelle in der Bezugszone finden. Wenn Sie die Hände mit den Handflächen nach oben halten, dann werden Sie feststellen, daß – so widersprüchlich dies vielleicht auch aussieht – der fleischige Teil des Unterarms dem fleischigen Teil des Beins, der Wade, entspricht. Der knochige Teil des Unterarms entspricht dem Schienbein. Das gleiche gilt für Oberarm und Schenkel, wo die Vorderseite des Schenkels dem Triceps (Rückseite) des Oberarms entspricht (Abb. 34).

Die Wichtigkeit dieser Bezugszonen kann gar nicht hoch genug eingeschätzt werden. Sie verhelfen uns, die eigentlichen Problemregionen; auszumachen indem sie die Beziehungen zu anderen Regionen in denselben Zonen aufzeigen, die die Wurzel eines Übels bilden können. Nehmen wir zum Beispiel eine schmerzende Schulter. Da die Schulter in derselben Zone liegt wie die Hüfte, so könnte vielleicht eine Störung der Hüfte die Schulter belasten. Die Bezugszonen weisen uns nur einmal mehr nachdrücklich darauf hin, daß der Körper immer als Ganzes zu betrachten ist.

Die später beschriebene Therapie-Technik mit Finger und Daumen (siehe Seite 31) kann auch der Arbeit an anderen Bezugszonen des Körpers angepaßt werden. Oft erreicht man die beste Wirkung damit, daß man alle vier Finger nebeneinander über ein Gebiet »gehen« läßt. Bei der Arbeit an einer Bezugszone an Knie oder Ellbogen darf man nicht vergessen, daß Reflexe durchlaufen. Statt sich mit den Knochenteilen abzuplagen (Kniescheibe oder Ellbogenknochen), sollte man die entsprechende Stelle in der weichen, fleischigen Armbeuge ausfindig machen.

Wieso funktioniert die Reflexzonentherapie?

Wir wissen zwar, daß Zonentheorie und Reflexzonentherapie »funktionieren«; der eigentliche Mechanismus aber, d. h., warum es zehn Körperzonen gibt, und warum sie in dieser Art und Weise angeordnet sind, ist bis jetzt nicht völlig erforscht und verstanden. Der Ursprung könnte ein neurologischer sein, es könnte auch mit »Energiewegen« zu tun haben, mit denen sich die landläufige Pathologie nicht beschäftigt, es könnte eine Sache des Kreislaufs sein – jedenfalls werden weitere Forschungsarbeiten und die fortgesetzte Entwicklung der Reflexzonentherapie irgendwann einmal die Antwort finden. Worüber wir aber jetzt schon sprechen können, sind die Erfolge, die eindeutig beobachteten Ergebnisse der angewandten Reflexzonentherapie an den Füßen.

Vielleicht der größte Ehrgeiz eines jeden Reflexzonentherapeuten liegt darin, die Wirkung von Stress (und den daraus resultierenden Kalzium-Stau in den Füßen) für jeden seiner Patienten zu beheben. In diesem Zusammenhang wollen wir »Stress« als jene Einflüsse definieren, die die Fähigkeit des Körpers zur Erhaltung der Homöostasis (Gleichgewicht) beeinträchtigen. Noch einmal: wieso funktioniert die Reflexzonentherapie? Nehmen wir einmal den »Stress« genauer unter die Lupe.

Stress – mehr als nur ein Gefühl

Stress und Verspannung sind schon längst keine Ausdrücke mehr, die man nur mit dem Manager im Vorstandssaal in Verbindung bringt. Die Stewardess, die die Passagiere bedient, ist größerem Stress ausgesetzt als der Pilot des Flugzeugs. Jeder einzelne von uns, sei er nun jung oder alt, Stadt- oder Landbewohner, muß mit Stress leben.

Stellen Sie sich eine Situation vor, die extremen Stress auslöst: unmittelbare körperliche Bedrohung. Sofort wird ein primitives System mobilisiert, nämlich die »Kampf- oder Flucht«-Reaktion. Unverzüglich richtet sich der Körper darauf ein, daß er entweder kämpfen oder fliehen muß. Hormone werden ausgeschüttet. Das wichtigste darunter, das Adrenalin, regt die Herztätigkeit an und treibt den Blutdruck in die Höhe. Das Adrenalin fördert auch die Ausschüttung von Treibstoff in der Form von Glukose, d. i. gespeicherter Blutzucker. Den Muskeln wird mehr Blut zugeführt, die Luftwege entspannen sich, ein Gefühl der Erregung breitet sich aus. Da in diesem Augenblick andere körperliche Funktionen wie Verdauung und Ausscheidung nicht so wichtig sind, bewirkt das Adrenalin auch eine Verengung der Gefäße, die die Blutzufuhr zu den entsprechenden Körperteilen einschränkt. Ist die Bedrohung vorbei, fließt das Blut wieder normal, und der Körper kehrt zur Homöostasis zurück.

Nun bedient sich der Körper des Adrenalins, um mit den verschiedensten Streßsituationen fertigzuwerden. Es leuchtet ein, daß sich der Stress im Alltagsleben nicht mit einer Waffe oder einem Paar Jogger-Schuhen abreagieren läßt, die den Körper eher aufstacheln und nicht zur Homöostasis zurückfinden lassen. Wenn der Körper über längere Zeit hinweg einer regelmäßigen Dosis Stress ausgesetzt ist (wie das bei den meisten der Fall ist), dann summiert sich die Wirkung, und die Rückkehr zur Homöostasis wird immer schwieriger. Die wissenschaftliche Forschung gibt uns darüber Aufschluß, daß hier die eigentliche Ursache für 80 - 90 % aller Krankheiten liegt. Der Körper wird mit den Problemen einfach nicht mehr fertig.

Herzkranzgefäße und Verdauungstrakt sind die bevorzugten Kandidaten für die üblen Folgen von Stress (z. B. Bluthochdruck, Magengeschwüre, Verdauungsstörungen usw.). Aber auch Infektionskrankheiten können mit Stress in Zusammenhang stehen. Wenn der Körper mit den Folgen von unbewältigtem Stress beschäftigt ist, kann er sich nicht zugleich gegen eine Invasion von fremden Organismen verteidigen, und daraus entsteht ein circulus vitiosus, ein Teufelskreis: wieder entsteht Stress, und wieder muß der Körper irgendwie darauf reagieren. Aber die Probleme bleiben ungelöst, und ihre Folgen bleiben bestehen.

Was ist die Lösung? Es geht nicht darum, gegen den Stress zu kämpfen, sondern vielmehr darum, ihn zu überwinden. Wie können wir den Körper vom Stress befreien und zur Homöostasis zurückführen?

Der Fußzonentherapeut hat die Möglichkeit, die Folgen von Stress rückgängig zu machen und den Körper in die Lage zu versetzen, daß er von selbst zur Homöostasis zurückfindet. Indem er den Fuß bearbeitet, löst er in den korrespondierenden Körperpartien einen Reflex aus: Spannungen lösen sich, verengte Gefäße lockern sich und der Fluß in Blut- und Nervenbahnen belebt sich wieder. Der Körper, von den Nachwirkungen des Stresses nicht mehr behindert, kann sich regulieren. Sauerstoff und Nährstoffe gelangen wieder dorthin, wo sie gebraucht werden. Heilprozesse setzen ein. Die verbesserte Blutzirkulation kann die Stagnation verhindern, die so leicht zu Krankheiten führt. Eine schlechte Blutzirkulation brütet ja eine Vielfalt von Problemen aus – wie ein Sumpf, der keinen Abfluß hat.

Bleibt der Blutdruck (jener Druck, mit welchem das Herz Blut in die Arterien pumpt), ständig erhöht, kann es zu weiteren Komplikationen kommen; zu den häufigsten gehören Arteriosklerose. Erhöht sich der Druck in den Arterien, sind Herz, Gehirn und Nieren sozusagen die ersten Opfer. Der erhöhte Druck preßt verschiedene Ablagerunsstoffe in die Wände der Arterien und führt zu Verdickungen der Innenwände. Dadurch wird der Blutkreislauf gehemmt, was ein Signal für erhöhte Hormonproduktion der Nieren ist – darauf steigt der Druck noch weiter an. Ein circulus vitiosus, ein Teufelskreis, ist entstanden.

Und was ist mit den übrigen Organen? Verringerte Blutzufuhr kann die Abgabe von Sauerstoff und Nährstoffen an die Zellen erschweren. Ohne Sauerstoff aber stirbt die Zelle, und ohne die entsprechenden Nährstoffe kann die Zelle ihrer Funktion nicht voll nachkommen. Die Drüsen und Organe arbeiten nicht mehr richtig und verlieren ihre ausgleichenden Eigenschaften. Daraus entsteht, je nach den Umständen, eine Unter- oder eine Überreaktion.

Ein gutes Beispiel für den Balanceakt des Körpers bietet die Bauchspeicheldrüse. Eine ihrer Aufgaben ist es, für das Gleichgewicht von Glukose (Blutzucker) zu sorgen. Das tut sie vermittels ihres Hormons, des Insulins, das die Körperzellen befähigt, die Glukose aus dem Blut aufzunehmen. Ohne Insulin wird die Glukose entweder nicht aufgenommen oder nicht richtig eingelagert, sondern staut sich einfach im Blut. Den gefährlichen Zustand, der dadurch entsteht, nennen wir Zuckerkrankheit oder Diabetes. Wird aber zuviel Insulin produziert, haben wir das gegenteilige Problem: das Insulin entzieht durch vermehrte Verbrennung Glukose aus dem Blut, die Lagerung von Glukose in Form von Glykogen wird erhöht – und zwar auf Kosten des Blutes. Zu niedriger Blutzuckerspiegel – Hypoglykämie – ist das Ergebnis. Die Balance ist gestört. Aber die Drüsen und die Organe sind abhängig vom inneren Gleichgewicht des Körpers – und davon, daß der Blutkreislauf alles heranführt, was sie brauchen.

Ziel der Reflexzonentherapie ist es, das verlorene Gleichgewicht wieder herzustellen. Das geschieht durch Stimulierung der Reflexe an den Füßen, womit Entspannung in den korrespondierenden Körperpartien erreicht wird. Die verbesserte Blutzirkulation führt die nötigen Stoffe heran, damit Schäden behoben und das Gleichgewicht wieder hergestellt werden kann. Schließlich finden auch die Drüsen und Organe selbst wieder zur Homöostasis zurück – die Kette ist geschlossen.

So einfach, wie es hier beschrieben ist, spielt sich der Vorgang in Wirklichkeit natürlich nicht ab. Aber die Reflexzonentherapie ist jedenfalls imstande, den Körper dahingehend zu beeinflussen, daß er seine vielfältigen Funktionen wieder problemlos erfüllen kann.

Blockierung von Zonen

Der Fuß, als Spiegelbild des Körpers, reflektiert jegliche Störung im körperlichen Gleichgewicht in Form von zonalen Blockaden. Darunter versteht man eine Verengung bzw. Verstopfung. Auch spezifische Probleme am Fuß selbst können Blockaden verursachen. Aus dieser Störung der Homöostasis entsteht, wenn nichts dagegen geschieht, in irgendeiner Form eine Belastung – und darauf können weitere Blockaden in einer oder auch mehreren

Körperzonen folgen, die gerade besonders empfindlich sind. Das ist von Mensch zu Mensch verschieden. **Nicht** von Mensch zu Mensch verschieden ist die Tatsache, daß Belastungen, die nicht behandelt werden, auf die Dauer gesundheitliche Probleme nach sich ziehen.

Die Füße wirken auf den Körper wie Stimmgeräte. Alle Bewegungen der Füße stimulieren das gesamte System. Leider hindert aber das Schuhwerk die Füße meist daran, dieser Aufgabe nachzukommen. Reflexzonentherapie »stimmt« das ganze System von neuem ein, und zwar durch *wechselnden* Druck auf den ganzen Fuß. Die Wirkung zeigt sich in allen Zonen des Körpers. Ständiger, *direkter* Druck dagegen hat vor allem einen schmerzlindernden Effekt auf die betreffenden Zonen.

Aber ständiger direkter Druck, der längere Zeit hindurch ausgeübt wird, kann auch schädlich sein, indem er die Blutzufuhr verringert oder stoppt. Ablagerungen setzen sich an, wodurch die Blockade verstärkt und das Problem verschärft wird – bis es womöglich zu einem negativen Einfluß auf die gesamte Zone kommt.

Die symptomatischen Spiegelungen zonaler Balancestörung können innere oder äußere Blockaden bilden. Innere Blockaden treten als Verkalkung oder als Lymph-Stauung auf, und sind als Ablagerungen unter der Hautoberfläche spürbar. Da Kalzium im Blut immer gegenwärtig ist (rund 1 % vom Kalzium des Körpers befindet sich ständig im Blutkreislauf), steht es für Ablagerungen jederzeit zur Verfügung. Verspannung und Stress beschleunigen diesen Vorgang offenbar. Die Füße sind für solche Kalzium-Ablagerungen besonders anfällig, erstens weil sie unten sind (Schwerkraft!), und zweitens, weil sie unter dauerndem physischen Druck stehen. Ablagerungen in den Füßen reagieren auf Berührung gewöhnlich schmerzhaft, weil sie meistens auf Muskeln und Nerven drücken. Solche Ablagerungen können ziemlich groß und sehr hart werden.

Die Lymphe wird mechanisch durch den Körper gesandt (z. B. durch Atmung, Muskeltätigkeit) (siehe Seite 108). Lymph-Stauungen an den Füßen können ebenfalls sehr ausgedehnt sein.

Äußere Blockaden entstehen auf der Hautoberfläche. Hühneraugen und Hornhaut sind gute Beispiele dafür, wie überschüssiges Material sich als Reaktion auf Druck, Reibung und wiederholte Verletzung ansammeln kann. Diese äußeren Blockaden unterscheiden sich in ihrer Wirkung auf die Gesamtzone kaum von den inneren. So können z. B. Hühneraugen mit Problemen an Hals und Schulter verbunden sein. Dick verhornte Stellen auf dem Fußballen können sich unter Umständen schädlich auf mehrere Zonen und Organe auswirken, wie z. B. auf die Lunge.

Zu diesem Thema gibt es einige schwierige Fragen. Wird die Blockade einer Zone durch Hühneraugen oder Hornhaut im Körper selbst verursacht und an den Füßen einfach reflektiert? Würde man z. B. bei einer Schulterverletzung durch eine kompensierende Änderung von Haltung und Balance bestimmte Stellen an den Füßen neuen Belastungen aussetzen? Aber das ist eigentlich eine »Huhn-oder-Ei«-Frage. Wie dem auch sei – Hühneraugen und verhornte Stellen sind äußere Blockaden, die sich auf die gesamte Zone auswirken, zu der sie gehören.

Es ist klar, daß Störungen an den Füßen den ganzen Körper in Mitleidenschaft ziehen können. Entzündete Fußballen führen oft zu Problemen an Hals und Schultern. Eingewachsene Zehennägel üben direkten Druck auf Stellen an den Zehen aus, die mit der Kopfregion in Beziehung stehen. Manchmal werden die Nägel zu dick oder zeigen sonstige Verwachsungen. Häufige Kopfschmerzen, Augen- und Ohren-Schmerzen, Schlaganfälle und Senilität können alle damit in Zusammenhang stehen – was auf die Wichtigkeit einer entsprechenden Nagelpflege hinweist.

Noch ein Wort zum Abschluß. Bei so spezifischen Fußproblemen wie Hühneraugen, Hornhaut und eingewachsenen Nägeln sucht man am besten einen Fußspezialisten auf. Ein guter Fußzonentherapeut darf niemals zögern, seinen Patienten gegebenenfalls auch zum hierfür in Frage kommenden Facharzt zu schicken.

Die Interaktion zwischen dem Körper und seinen einzelnen Teilen ist ein großartiger, komplexer Prozeß. Die Beziehung zwischen den Füßen und dem übrigen Körper beinhaltet naturgemäß eine Reihe von weiteren Faktoren. Heute wissen wir, daß Blockaden innerhalb der Zonen und allgemeine Fußprobleme weitreichende und vorhersehbare Wirkungen auf den Gesundheitszustand des ganzen Körpers haben. Auf den folgenden Seiten dieses Buches wollen wir ausführlich darstellen, was der Fußzonentherapeut tut, um alle diese Probleme zu bewältigen. Und das kann jedem nützen, der Hände und Füße hat!

2　Die Techniken

Die Techniken der Fußzonentherapie, die wir in diesem Kapitel beschreiben, haben sich ein zwiefaches Ziel gesetzt: Leistung und Effizienz. In der Fußzonentherapie bedeutet Leistung, ein Gebiet mit einem möglichst geringen Energieaufwand zu behandeln. Unter Effizienz verstehen wir eine optimale Treffsicherheit im Ausfindigmachen der Reflexpunkte.

Die Griffe

Die drei grundlegenden Methoden oder Techniken sind:
a)　**Daumengang**
b)　**Fingergang**
c)　**Raupengriff**
Mit der richtigen Daumenbewegung kann man vor allem größere Flächen gut behandeln, während der Fingergang eine feinere Bearbeitungsmethode für Seiten und Oberseiten der Füße darstellt. Der Raupengriff ist vor allem für die punktförmige Behandlung von schwer zu erreichenden Stellen geeignet.
Diese drei Techniken bilden, zusammen mit der Ausnützung der Hebelwirkung und mit dem richtigen Fußhaltegriff, die technische Grundlage der praktischen Fußzonentherapie.

Der Fußhaltegriff
Der richtige Fußhaltegriff ist eine Grundvoraussetzung für die wirksame und möglichst energiesparende Anwendung der drei angeführten Therapie-Methoden. Das richtige Halten des Fußes ermöglicht erst den Daumen- und Fingergang, weil erstens auf diese Weise der Fuß ruhig gehalten werden kann, und weil zweitens dadurch das Gewebe soweit gestrafft wird, daß man die Reflexpunkte findet (Abb. 35). Jene Hand, die bei allen Methoden das Festhalten des Fußes übernimmt, wird im folgenden die »Haltehand« genannt.

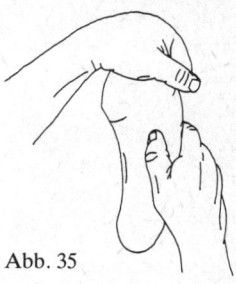

Abb. 35

Eine ausführliche Erklärung der Halte-Techniken wird in jedem einzelnen Abschnitt gegeben. Ganz allgemein können wir sagen, ein ruhendes Ziel ist leichter zu treffen als ein bewegliches; auch in der

31

Reflexzonentherapie ist ein Fuß in Ruhestellung besser zu behandeln. Daher muß immer eine Hand die »Arbeitshand« sein, die andere Hand die »Haltehand«. Mit der Arbeitshand führen wir den **Finger-** und den **Daumengang** aus sowie auch den **Raupengriff**. Jede Technik hat ihre eigenen Halte-Probleme. Sie müssen daher Ihrer Haltehand genausoviel Aufmerksamkeit widmen wie Ihrer Arbeitshand.

Der Daumengang

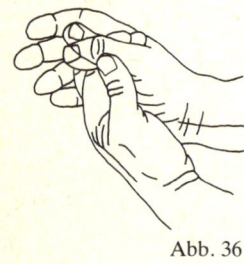

Abb. 36

Der **Daumengang** beruht auf einer ganz einfachen Bewegung: der Biegung des ersten Daumenglieds. Machen Sie folgende Übung: Halten Sie den Daumen unterhalb des ersten Gelenks (wie in Abb. 36 gezeigt); dadurch kann das zweite Daumengelenk nicht abgebogen werden. Jetzt biegen Sie das erste Gelenk ab. Machen Sie das ein paar mal hintereinander. Dann versuchen Sie das gleiche mit der anderen Hand.

Den Daumen noch immer mit der anderen Hand haltend, plazieren Sie jetzt den Daumen mit der äußeren Kuppe auf Ihren eigenen Oberschenkel und beugen den Daumen mehrere Male. Machen Sie sich vorläufig noch keine Gedanken darüber, was die anderen Finger tun, oder wie stark der ausgeübte Druck ist.

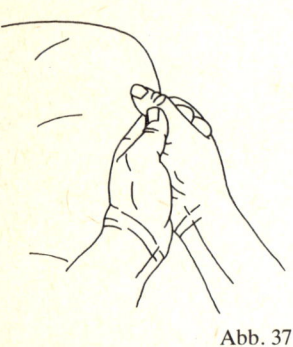

Abb. 37

Als nächstes versuchen wir, den Daumen auf dem Oberschenkel vorwärts »gehen« zu lassen. Sie halten den Daumen noch immer mit der anderen Hand, benutzen nur die Außenkuppe des Daumens, biegen den Daumen ab, und lassen ihn ganz leicht bis zum Rand des Daumennagels und zurück wippen. Das ist keine ausgreifende Bewegung – und soll es auch nicht sein (Abb. 37).

Lassen Sie jetzt die Haltehand los und versuchen Sie, den Daumen allein »gehen« zu lassen. Biegen Sie auch wirklich nur das erste Glied ab? Sie dürfen den Daumen nicht vorwärts schieben. Nur durch Beugen und Strecken soll der Daumen sich vorwärts bewegen.

An diesem Punkt unserer Beschreibung der Therapie-Methode müssen wir auf einen sehr wichtigen

Aspekt zu sprechen kommen: Was wir in der Fußzonentherapie an **Kraft** anwenden, entsteht durch
Ausnützung der **Hebelwirkung**. Beim Fingergang
gewinnen wir diese Kraft aus der Gegenüberstellung
der vier Finger zum Daumen.

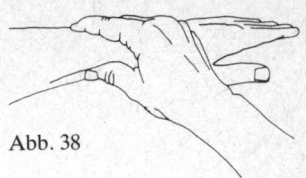

Abb. 38

Um nun mit dieser Hebelwirkung richtig umgehen
zu lernen, legen Sie die vier Finger der Arbeitshand
auf den Unterarm der Haltehand (Abb. 38). Finger
und Hand sollen die abgebildete Haltung einneh-
men. Senken Sie das Gelenk Ihrer Arbeitshand
(Abb. 39). Dabei bleiben die vier Finger an Ort und
Stelle, während der Daumen sich stärker in den
Unterarm drückt. Behalten Sie diese Stellung mit
gesenktem Handgelenk bei, und lassen Sie den Daumen »gehen«; beachten Sie den verstärkten Druck,
den der Daumen in dieser Haltung ausübt. Die He-

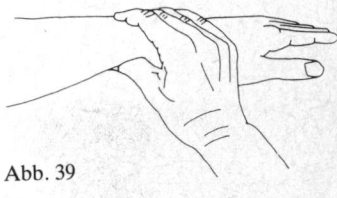

belwirkung, die von den Fingern und der Stellung
des Handgelenks ausgeht, reguliert somit den Daumendruck. Die Regel für den Druck beim Daumen-

Abb. 39

gang lautet daher: **Handgelenk heben – Druck verringern. Handgelenk senken – Druck verstärken.**

Vervollkommnung des Daumengangs

Es ist äußerst wichtig, daß der Daumen sich mit
gleichmäßigem Druck vorwärts bewegt. Üben Sie
auf Ihrem Unterarm. Lassen Sie den Daumen vorwärts gehen, und zwar in immer kleineren Schüben.
Üben Sie so lange, bis Sie den Druck als gleichmäßig
empfinden. Sie sollten weder beim Biegen noch

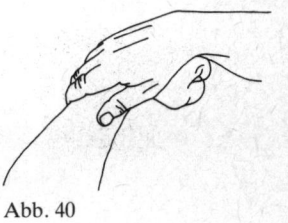

Abb. 40

beim Strecken des Daumens **eine Druckverände-
rung spüren** (Abb. 40).

Zur Erzielung des richtigen Drucks ist es schließlich
auch wichtig, den Beugungswinkel des Daumens
einzubeziehen. Legen Sie die Hände auf einen Tisch
oder sonst eine ebene Fläche, und beachten Sie die
Lage des Daumens (Abb. 41). Lassen Sie ihn in dieser entspannten Haltung gehen. Die äußere Dau-

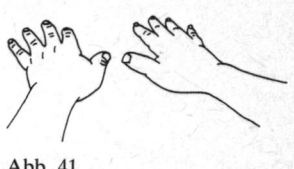

menkuppe, die dabei den Tisch berührt, ist genau jene Stelle, die für die Bearbeitung des Fußes zustän-

Abb. 41

dig ist; wir beschreiben diese Stelle am besten als das
Gebiet vom unteren, äußeren Rand des Nagels bis
zur obersten Daumenkuppe. Wenn Sie diese Stelle

des Daumens einsetzen, dann können Sie die Hebelwirkung der vier Finger am besten ausnützen.

Der Daumengang am Fuß

Jetzt wollen wir das Gelernte an den Füßen anwenden. Der **Daumengang** eignet sich am besten für die großräumigen Gebiete an den Fußsohlen. Allerdings befindet sich zwischen Ihrem Daumen und den Reflexpunkten eine ziemlich kräftige Gewebeschicht. Die Haltehand wird daher auch dazu eingesetzt, um diese Gewebeschicht zu straffen und dadurch dem Daumen Zutritt zu den zu behandelnden Gebieten zu verschaffen. Meistens führt dies dazu, daß die Zehen von der Haltehand leicht nach hinten gebogen werden müssen.

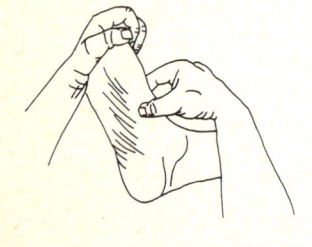

Abb. 42

Bitten Sie einen Bekannten um seine Mitarbeit, nehmen Sie die Zehen an einem seiner Füße in Ihre Haltehand, und halten Sie sie nach hinten (Abb. 42). Mit Ihrer Arbeitshand ertasten Sie sich die Sehne – ihr gehen wir vorläufig aus dem Wege. Jetzt üben Sie den Daumengang auf der Fußsohle. Üben Sie wirklich einen vollkommen gleichmäßigen Druck aus? »Geht« der Daumen auch wirklich nur am äußeren Rand? Vergessen Sie nicht: der Daumen geht **immer nur vorwärts**, niemals rückwärts oder seitwärts.

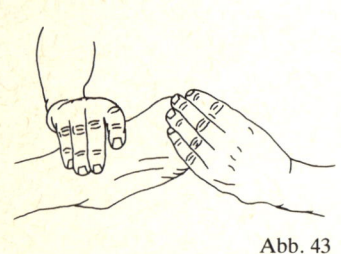

Abb. 43

Während nun Ihr Daumen über die Fußsohle geht, beobachten Sie bitte Ihre Hebel-Finger. Ihre Stellung sollte fest, aber ganz natürlich sein (Abb. 43). Sobald sich der Daumen von der natürlichen Handstellung zu weit entfernt, wird die Hand gestreckt, und die Hebelwirkung geht verloren. Um das zu verhindern, müssen die Finger immer wieder in die richtige Stellung gebracht werden. Die vier Finger sind übrigens als Einheit zu behandeln und sollten daher zusammen bleiben. Gespreizte Finger haben nicht mehr die gleiche Hebelwirkung; noch mehr Hebelwirkung geht verloren, wenn ein oder mehrere Finger weggestreckt oder abgehoben werden.

Es dauert eine Weile, bis Sie diese Griffe beherrschen. Aber verlieren Sie nicht den Mut – für Ihren Daumen ist das etwas ganz Neues! Üben Sie – Geduld bringt Rosen.

**Eventuelle Probleme – wunde Daumen –
die Feinheiten der Hebelwirkung**

Falls bei Ihrem **Daumengang** etwas nicht stimmt
oder falls Sie die Hebelwirkung nicht optimal aus-
nutzen, wird es bald zu folgenden Schwierigkeiten
kommen: **a)** Sie treffen die Reflexpunkte nicht, die
Behandlung bleibt daher mehr oder weniger wir-
kungslos; **b)** Sie wippen zu stark mit dem Daumen
und verletzen daher den Fuß mit Ihrem Daumenna-
gel; und **c)** Ihr Daumen tut weh.

Schmerzhafte Daumen sind nicht unbedingt ein Zeichen von schlechter Technik – es dauert eben seine
Zeit, bis der Daumen entsprechend gekräftigt ist.
Schmerzende Daumen **können** aber ein Symptom
dafür sein, daß Ihre Technik noch nicht perfekt ist.
Drücken Sie etwa den Daumen bei jeder Beugung
ins Fleisch? In diesem Fall hätte er jedes Recht weh-
zutun! Testen Sie Ihre Daumentechnik an Ihrem
eigenen oder an einem fremden Unterarm; spüren
Sie dabei einen wechselnden Druck? Wie stark beugen Sie das erste Gelenk ab? Wenn Sie so weit beugen, daß der Nagel die Haut berührt, dann schwä-
chen Sie die Beugung etwas ab (Abb. 44).

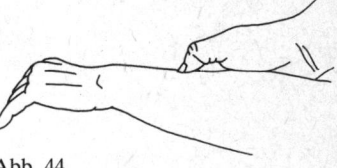

Abb. 44

Gehen Sie Ihre Daumentechnik noch einmal durch.
Beugen Sie den Daumen wieder im ersten Gelenk
ab. Machen Sie immer kleinere Bewegungen, bis der
Druck wirklich vollkommen gleichmäßig ist. Darauf
kann man gar nicht oft genug hinweisen. Verlieren
Sie nicht den Mut, wenn Sie's beim ersten oder zweiten Versuch noch nicht richtig hinkriegen. Üben Sie
so lang, bis es geht. Diese Bewegung ist geradezu die
Grundlage der Fußzonentherapie und muß daher
unbedingt beherrscht werden.

Bei der Überprüfung Ihrer Technik denken Sie bitte
immer an die Grundregel: **Gleichmäßiger Druck in
Verbindung mit der Hebelwirkung ermöglicht erst
ein wirkungsvolles Anpeilen der Reflexpunkte.** Falls
Sie das Gefühl haben, daß immer noch etwas nicht
stimmt, obwohl Sie wirklich vollkommen gleichmäßigen Druck ausüben, dann untersuchen Sie einmal
Ihre Hebelwirkung.

Sehen wir uns die Sache noch einmal genauer an.

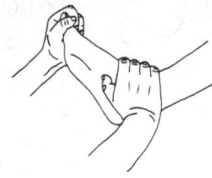

Die Hebelwirkung geht aus von den Fingern, die Ihrem »gehenden« Daumen gegenüber stehen. Während der Daumen geht, sollten die Finger sich dem Umriß des Fußes anpassen; erst dann können Sie die Kraft der Finger voll ausnützen. Sind die Finger zu sehr gebogen, dann nützen Sie nur die Kraft, die in den Finger**spitzen** steckt.

Abb. 45

Die vier Finger sollen locker aneinander geschmiegt sein (Abb. 45). Bei gespreizten Fingern geht wieder Kraft verloren. Auch der Daumenwinkel beeinflußt die Hebelwirkung. Also noch einmal: die Hebelwirkung aus der Gegenüberstellung der vier Finger und des Daumens nutzen wir am besten mit dem äußeren Daumenrand – auf diese Weise kommt die natürliche Kraft in Hand und Fingern zu optimaler Wirkung. Erst alle bisher erwähnten Umstände zusammen führen zu bestmöglichem Einsatz der Hebelwirkung. Wenn Sie auch nur einen davon übersehen, wird der Behandlungserfolg dadurch beeinträchtigt.

Der Fingergang

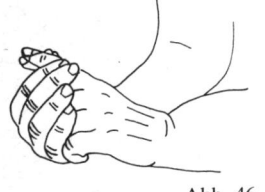

Abb. 46

Der **Fingergang** hat die gleiche Bewegungsgrundlage wie der Daumengang: nämlich die Beugung des ersten Gelenks, in diesem Fall der Finger. Halten Sie einen Finger unterhalb des ersten Gelenks (Abb. 46) und biegen Sie das erste Gelenk ab.

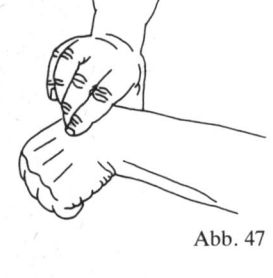

Abb. 47

Der Handrücken erweist sich als guter Übungsplatz für den Fingergang. Legen Sie Ihre Zeigefingerspitze auf den Handrücken und versuchen Sie, das erste Gelenk abzubiegen. Benutzen Sie nur den Finger**rand**. Die »gehende« Bewegung besteht in einem leichten Wippen von der Fingerspitze bis zum unteren Rand des Nagels (Abb. 47).

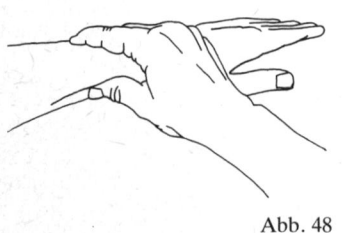

Abb. 48

Beim Fingergang gewinnt man die Hebelwirkung aus der Gegenüberstellung von Daumen und Fingern. Zur Übung legen Sie die vier Finger Ihrer Arbeitshand auf den gegenüberliegenden Unterarm (Abb. 48), und zwar lassen Sie Finger und Hand in der hier gezeigten Haltung. Jetzt heben Sie das Handgelenk Ihrer Arbeitshand; das bedeutet, daß Sie mit dem Daumen ziehen und festhalten, und daß die Finger tiefer ins Gewebe gedrückt werden (Abb.

49). Nun behalten Sie diese Stellung mit erhobenem Handgelenk bei und lassen den Zeigefinger »gehen«. Beachten Sie den verstärkten Druck, der dabei von den Fingern ausgeübt wird. Die Hebelwirkung, die vom Daumen und von der Stellung des Handgelenks ausgeht, reguliert also den Fingerdruck. Die Regel für den Druck beim **Fingergang** lautet daher: **Handgelenk heben – Druck verstärken. Handgelenk senken – Druck verringern.**

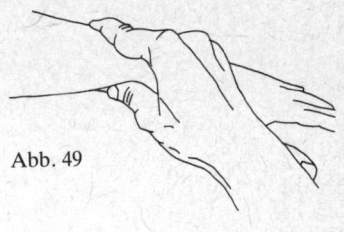

Abb. 49

Auch diesen Griff müssen Sie lange und beharrlich üben. Das Ziel ist das gleiche wie beim Daumengang. Nehmen Sie beim Vorrücken immer kürzere Abschnitte und achten Sie vor allem darauf, daß der Druck gleichmäßig ist. Wechselnder Druck ist zu vermeiden. Und vergessen Sie nicht, daß auch der Finger immer nur vorwärts geht, niemals rück- oder seitwärts.

Den Fingergang führt immer nur **ein** Finger aus. Es muß aber nicht immer der Zeigefinger sein – auch die anderen drei Finger können erfolgreich eingesetzt werden.

Während ein Finger »geht«, verstärken die anderen Finger die Hebelwirkung, indem sie ihm folgen (Abb. 50).

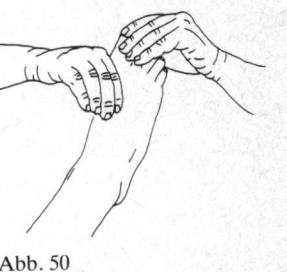

Abb. 50

Auch das muß nicht immer glatt gehen. Am Anfang ist es oft gar nicht so leicht, nur das erste Gelenk abzubiegen. Versuchen Sie, folgendes zu vermeiden: übertriebene Handbewegungen beim Fingergang; den Fingernagel in die Haut zu pressen; den »gehenden« Finger zurücksinken zu lassen, anstatt ihn gleichmäßig und regelmäßig vorwärts zu führen; den »gehenden« Finger einfach nur von einer Seite auf die andere rollen zu lassen. Sollten Sie in einen der angeführten Fehler verfallen, dann gehen Sie Ihre Technik noch einmal durch, indem Sie die Beschreibung noch einmal und ganz genau von vorn studieren.

Der Raupengriff – Nadelstich-Technik
Den Raupengriff wendet man an, um einen ganz bestimmten Punkt zu treffen; für die Behandlung größerer Flächen ist dieser Griff nicht geeignet.

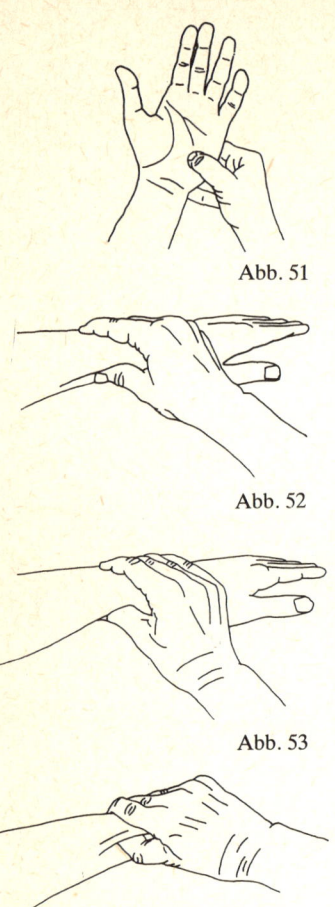

Abb. 51

Abb. 52

Abb. 53

Abb. 54

Legen Sie einen Daumen in die Handfläche der anderen Hand; und die vier Finger auf den Handrükken (Abb. 51). Dann biegen Sie das erste Daumenglied ab und drücken leicht auf den Daumenrand – genauso wie beim Daumengang. Und dann ziehen Sie mit dem Daumen über diesem Punkt zurück; damit haben Sie den Raupengriff.

Wie bei allen Griffen ist auch hier die Ausnutzung der Hebelwirkung sehr wichtig. Mit dem Raupengriff erreicht man vor allem tiefer liegende Punkte. Genau wie beim Daumengang entsteht auch hier die Hebelwirkung aus der Beziehung zwischen den Fingern und dem Handgelenk (siehe Seite 52). Wenn Sie das Handgelenk der Arbeitshand senken, verstärkt sich der Daumendruck. Behalten Sie diese Stellung bei, biegen Sie den Daumen ab und ziehen Sie ihn dann über dem Punkt zurück (Abb. 53, 54).

Die Behandlung von spezifischen, tiefen Punkten an den Füßen bezeichnen wir als »Nadelstich«-Technik. Da der **Gang**, ganz gleich, ob mit Daumen oder Finger, auf einem so kleinen Punkt keine Wirkung haben kann, bedienen wir uns hier des Raupengriffs.

Die Arbeit am Fuß

Die große Zehe

Die große Zehe umfaßt mehrere wichtige Bezugsräume. Jede Zehe vertritt eine Hälfte des Kopfrau-
mes und enthält alle fünf Zonen. Der Kopf ist auf die
gleiche Weise mit dem Körper verbunden wie die
Zehe mit dem Fuß. Diese wichtige Verbindung zwischen Zehe und Fuß entspricht daher dem Hals
(Abb. 55).

*Hypophyse/Schild-
drüse/Nebenschild-
drüse/ 7. Halswirbel/
Schädeldach*

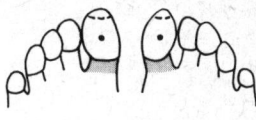

Abb. 55

Die Hypophyse ist genau ein Nadelstich-Punkt. Um
den Hypophysen-Punkt zu finden, muß man die große Zehe messen. Da verschiedene große Zehen aber
sehr unterschiedlich in Größe und Gestalt sein können, müssen Sie sich folgender Meßtechnik bedienen: Finden Sie die breiteste Stelle der Zehenkuppe
und ziehen Sie eine imaginäre Linie von einer Seite
zur anderen (Abb. 56). In manchen Fällen ist die Zehe gerade an der breitesten Stelle mit Hornhaut be-
deckt; in diesem Fall messen Sie auch die Hornhaut
mit. Die Hypophyse liegt genau in der Mitte dieser
Linie. Diese quer über die Zehe gezogene Linie
kann gerade oder aber auch schief sein.

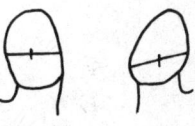

Abb. 56

Um den Punkt zu behandeln, müssen Sie die große
Zehe des Patienten mit Ihrer Haltehand umfassen
und auch von hinten stützen; dadurch vermeiden Sie
ein zu starkes Biegen und Drücken dieser Zehe. Legen Sie die Finger der Arbeitshand auf die Finger der
gegenüberliegenden Hand (Abb. 57), und plazieren
Sie den Daumen etwas über dem Hypophysen-
Punkt. Dann wenden Sie den Raupengriff an – und
achten Sie darauf, daß Sie wirklich nur den Daumen-
rand benutzen (Abb. 58).

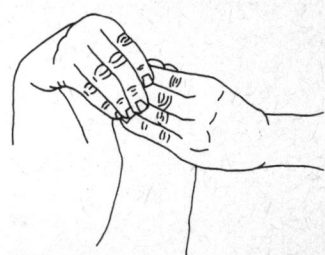

Abb. 57

Auch hier ist die Hebelwirkung wieder sehr wichtig.
Auf der **rechten** großen Zehe Ihres Patienten ist Ihre
rechte Hand die Arbeitshand und umgekehrt. Dadurch gewinnen Sie aus Ihren Fingern die größtmög-
liche Hebelwirkung.

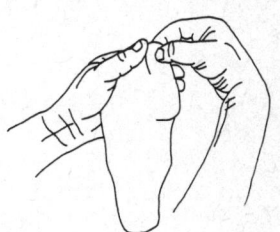

Abb. 58

Schilddrüse und Nebenschilddrüse bilden sich an der
Zehe oberhalb der Basis des Halsraumes ab; d. h. also am Grund der großen sowie auch aller anderen

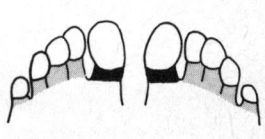

Abb. 59

39

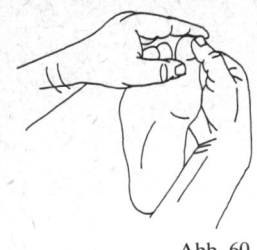

Abb. 60

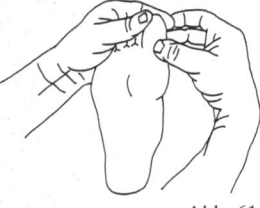

Abb. 61

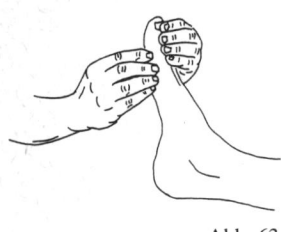

Abb. 62

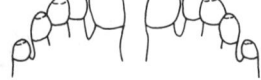

Abb. 63

Zehen (Abb. 59). Sehen wir uns nun an, wie wir das Zehengrundgebiet der großen Zehen am besten behandeln.

Auch bei der Arbeit im Gebiet von Schilddrüse und Nebenschilddrüse müssen Sie die Zehe mit Ihrer Haltehand stützen und schützen. Halten Sie mit Ihrem Daumen die Zehe so, daß sie sich nicht bewegen kann. Legen Sie die Finger der Arbeitshand auf die Finger der Haltehand (Abb. 60). und »gehen« Sie dann mit dem **Daumengang** quer über das ganze Gebiet – mindestens zweimal, einmal oben und einmal unten. Um das ganze relativ ausgedehnte Gebiet der Schilddrüse zu behandeln, sind mehrere »Gänge« nötig. Wechseln Sie die Hände und »gehen« Sie von der anderen Richtung her. Mit diesem Gebiet und dem Gebiet des siebenten Halswirbels haben Sie den ganzen Zehengrund behandelt. (Abb. 61).

Der siebente Halswirbel beeinflußt alles vom Hals bis zu den Fingerspitzen. Selbst an »eingeschlafenen« Fingern ist oft der siebente Halswirbel schuld (Abb. 62).

Um an den siebenten Halswirbel heranzukommen, nehmen wir zuerst die große Zehe zwischen Fingerspitzen und Daumen. Dann legen wir den Daumen locker auf die Fußsohle und »gehen« mit dem Finger vorwärts, und zwar rund um die Basis der Kuppe der großen Zehe. Winkeln Sie den Finger ab. Beachten Sie, daß Sie an der Zehenbasis auf eine Furche getroffen sind; da paßt ein abgewinkelter Finger leichter hinein als ein Daumen (Abb. 63).

Die Zehenspitzen: ein leicht veränderter Griff

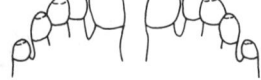

Die Zehenspitzen entsprechen dem **Schädeldach**. Die Behandlung dieses Gebietes kann sich auf Probleme wie Schlaganfall, Kopfverletzung, und einige Augen- und Ohrenkrankheiten auswirken. Die große Zehe selbst entspricht einer Kopfhälfte und steht daher im Mittelpunkt der Behandlung; aber auch die kleineren Zehen können auf genau die gleiche Art und Weise einbezogen werden (Abb. 64).

Halten Sie die große Zehe zwischen Daumen und Zeigefinger der Haltehand. Es ist gleich, welche

Hand Sie dabei benutzen (Abb. 65). Halten Sie Daumen und Zeigefinger der Arbeitshand zusammen (wie im Bild gezeigt); und nun rollen Sie den Zeigefinger mit dem oberen Ende quer über einen Abschnitt der Zehenspitze und stützen sich dabei auf den Daumen. Der Finger verändert dabei seine Lage und Haltung nicht, übt aber einen nach unten gerichteten Druck aus. Dann rücken Sie mit dem Daumen weiter und wiederholen den Vorgang. Behandeln Sie auf diese Weise die ganze große Zehe, und wenn Sie damit fertig sind, auch die kleineren Zehen. Achten Sie darauf, ob Sie dabei auf eine empfindliche Stelle stoßen. Wenn ja, müssen Sie sich später noch eingehender damit beschäftigen (Abb. 66).

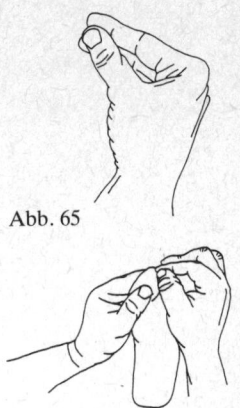

Abb. 65

Abb. 66

Die kleinen Zehen: Daumengang

Die kleineren Zehen sind nichts anderes als eine Aufgliederung der großen Zehe. Sie entsprechen den Zonen 2, 3, 4 und 5. Die kleinen Zehen sind sozusagen die Feinstimmer für die großen Zehen (Abb. 67, 68).
Die beste Behandlungstechnik besteht hier darin, den Daumen jede Zehe entlang der Mitte und zwei Seitenpfaden hinunter-»gehen« zu lassen. Dabei paßt sich der Daumen auf ganz natürliche Art dem Zehenverlauf an.
Fangen Sie wieder damit an, daß Sie die Zehen des linken Fußes mit ihrer Haltehand stützen und schützen. Die Zehen sind leicht beweglich und wären sonst nur schwer zu bearbeiten. Außerdem reagieren sie sehr empfindlich auf stärkeren Druck. (Abb. 69).
Führen Sie Ihre Haltehand bis zu den Zehenspitzen herauf; oder sogar noch etwas höher, wenn Sie wollen. Dadurch fungiert die Haltehand als Schutz und

Kopf/Nebenhöhlen/ Hals/Schilddrüse

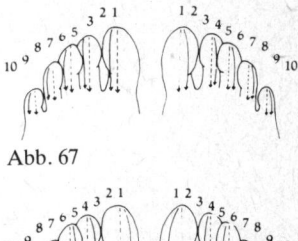

Abb. 67

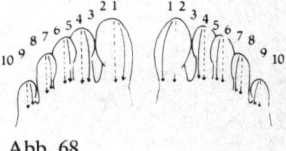

Abb. 68

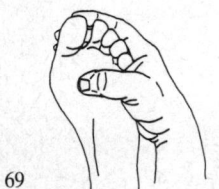

Abb. 69

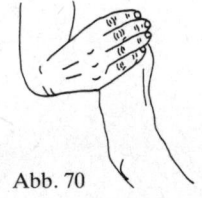

Abb. 70

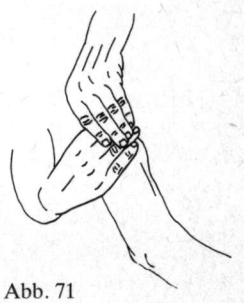

Abb. 71

41

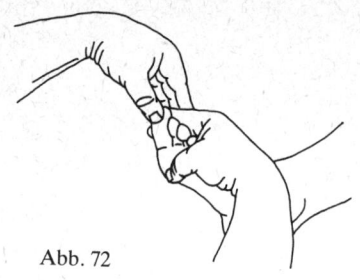

Abb. 72

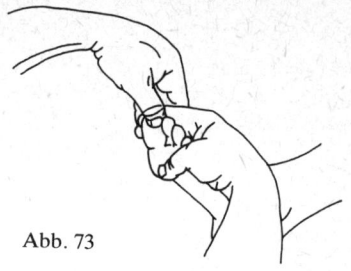

Abb. 73

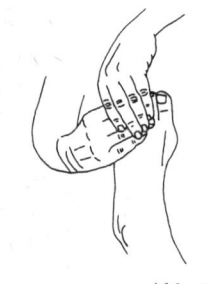

Abb. 74

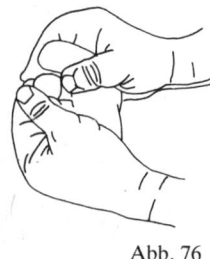

Abb. 75

Stütze und auch als Ansatzpunkt für die Hebelwirkung (Abb. 70). Dann legen Sie die Finger der Arbeitshand auf die Stützfinger (Abb. 71). Beginnen Sie bei der Zehenspitze und »gehen« Sie mit dem Daumen Weg Nummer Eins (Abb. 72, 73) abwärts. Die Zehen sind zwar klein, besitzen aber trotzdem verschiedene wichtige Bezugsräume. Bearbeiten Sie sie locker und gründlich, indem Sie immer nur ein ganz kleines Stück vorrücken. Denken Sie daran, immer nur den Daumenrand zu benutzen. Wenn Sie dann Weg Nummer Zwei abwärts gehen, werden Sie feststellen, daß die Seiten der Zehen schwieriger zu bearbeiten sind. Gehen Sie nacheinander alle Wege, vergessen Sie dabei aber nicht, daß die Stützhand der Arbeitshand insofern folgt, als sie sich rund um die Zehe schmiegt, um sie zu stützen. Wenn Sie fertig sind, »begehen« Sie auch die anderen Zehen auf die gleiche Art. Die wichtige Rolle, die die Stützhand dabei spielt, wird Ihnen immer klarer werden. Wenn Sie mit Weg Nummer Zehn fertig sind, machen Sie einfach weiter (Abb. 74, 75).

Sie bearbeiten noch immer den linken Fuß. Wechseln Sie jetzt die Hände, und »gehen« Sie auf die gleiche Art den Zehengrund hinunter. Vergessen Sie nicht, die Haltefinger um die Zehen zu schmiegen, um sie entsprechend zu stützen (Abb. 76, 77).

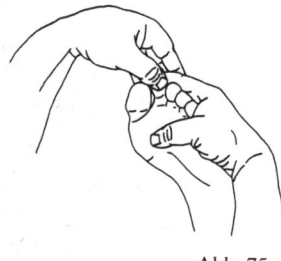

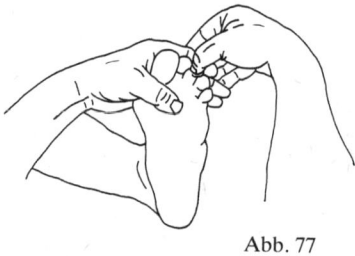

Abb. 76

Abb. 77

Die kleinen Zehen des rechten Fußes bearbeiten Sie auf die gleiche Art.

Um die Arbeit am Zehengrund und an den Seitenwegen abzuschließen, »gehen« Sie die gleichen Wege, die Sie zuerst **abwärts** gegangen sind, nunmehr **aufwärts**. Gehen Sie jetzt mit dem Daumen entlang sämtlicher Seitenwege vom Zehengrund aufwärts zur Zehenspitze (Abb. 78).

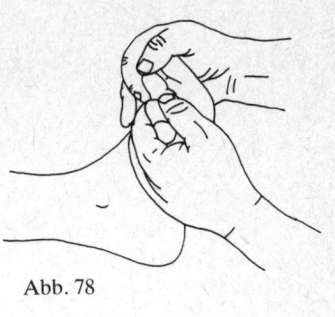

Abb. 78

Dann »gehen« Sie an der Unterseite jeder Zehe vom Zehengrund bis zur Zehenspitze. Wechseln Sie die Hände und bearbeiten Sie die Seitenwege und Unterseiten der Zehen am anderen Fuß (wie im Bild gezeigt). Diese Technik hat eine günstige Wirkung auf sämtliche Probleme in der Kopf- und Hals-Gegend, vor allem auf die Nackenmuskulatur, die ja für die Belastungen von Stress und Verspannung am anfälligsten ist.

Zur Beachtung: Bei sehr kurzen oder stark gekrümmten Zehen läßt sich diese Technik möglicherweise nicht anwenden. Die Seitenwege allerdings können meist auch bei stark gekrümmten Zehen bearbeitet werden.

Die kleinen Zehen: Fingergang

Für eine komplette Behandlung der kleinen Zehen müssen auch noch sämtliche Zehenspitzen einzeln bearbeitet werden (Abb. 79); und für die Seitenwege und die Spitzen der kleinen Zehen verwenden wir den **Fingergang**. Wenn Ihr Patient über Schulterschmerzen klagt, dann ist es vielleicht empfehlenswert, bei der Arbeit von den Zehenspitzen abwärts auch noch in den Lungenraum am Fußrücken vorzudringen.

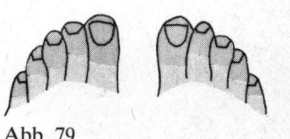

Abb. 79

Benutzen Sie den Daumen der Haltehand als eine Art Stopper für die Zehe, die Sie gerade bearbeiten (Abb. 80). Fangen Sie oben an, und »gehen« Sie mit dem Finger den oberen Seitenweg und die obere Mittellinie jeder Zehe abwärts. Dann wechseln Sie die Hände und behandeln die restlichen oberen Seitenwege.

Mit dieser Technik können Sie einer ganzen Reihe von Problemen in der Hals-Schulter-Region auf die Spur kommen; dazu gehören die Lymphwege, die

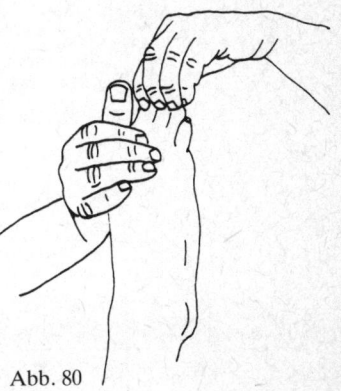

Abb. 80

Schultern und allgemeine Verspannungen. Achten Sie darauf, daß Sie dabei die empfindliche Haut zwischen den Zehen nicht verletzen oder überdehnen.

Auge/Ohr

Die Furche entlang des Zehengrundes: Daumengang

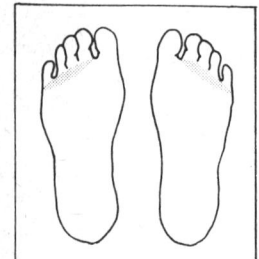

Abb. 81

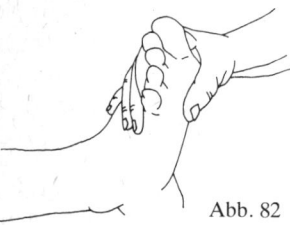

Abb. 82

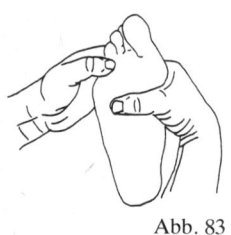

Abb. 83

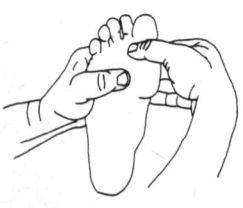

Abb. 84

Hier geht es darum, mit dem Daumen die Furche entlang des Zehengrundes zu »gehen« (Abb. 81). Zur besseren Wirksamkeit muß das Gewebe in diesem Gebiet gestrafft werden.

Mit der Haltehand drücken Sie den Fußballen hinunter, um das Gewebe zu straffen (Abb. 82). Dieser Griff erschließt erst das Gebiet für die Behandlung. Sie dürfen den Fuß jedoch nicht quetschen, sonst schieben Sie zuviel Gewebe zwischen sich und die Reflexpunkte. Auch die Zehen dürfen Sie nicht zurückbiegen, denn dadurch spannt sich die Haut und macht die Behandlung schwieriger. Gehen Sie jetzt mit dem Daumen den oberen Rand der Furche entlang, und üben Sie dabei einen abwärts – zur Ferse hin – gerichteten Druck aus. »Gehen« Sie nicht in Richtung Zehen, sonst finden Sie die Reflexpunkte nicht (Abb. 83).

Wechseln Sie die Hand, und »gehen« Sie jetzt in entgegengesetzter Richtung die Furche entlang. Die »Begehung« aus beiden Richtungen garantiert Ihnen, daß Sie alle Punkte treffen (Abb. 84).

Auf den Füßen überlagern sich die Gebiete von Augen und Ohren. Anatomisch gesehen, liegt das Innenohr hinter dem Auge. Daher liegt am Fuß das Innenohr-Gebiet auf dem Wulst zwischen der dritten und vierten Zehe (Abb. 83).

Zur Beachtung: Im allgemeinen folgt die Spiegelung der Körperorgane an den Füßen einem logischen Muster. Die Lage des Augen/Ohr-Gebietes ist dabei anscheinend eine Ausnahme. Zwar liegen die Reflexe der Augen und Ohren aller Wahrscheinlichkeit nach in den Zehen selbst, es hat sich jedoch in der Praxis als nützlich erwiesen, Augen- und Ohren-Probleme durch Bearbeitung des Wulstes am Zehengrund zu behandeln.

Sonnengeflecht- und Zwerchfellgebiet auf der Fußsohle: Daumengang

Wenn man sich als Therapeut nur ein bestimmtes Gebiet am Fuß aussuchen dürfte, dann müßte es dieses sein. Diese Reflexzone ist das Mittelhirn des Körpers, ein Nervennetz mit Verbindungen zu allen Gebieten von Rumpf und Extremitäten (Abb. 85). Hier vor allem gilt es anzusetzen, um Spannungen abzubauen und den Patienten zu lokkern (siehe Seite 24).

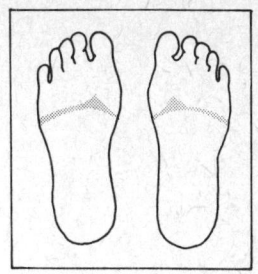

Abb. 85

Zur Behandlung dieses Gebiets dient der Daumengang. Am rechten Fuß halten Sie die Zehen mit der linken Hand nach hinten. Legen Sie die Finger der Arbeitshand auf die Fußspitze, und zwar wegen der Hebelwirkung. Dann »begehen« Sie das Gebiet mit dem Daumen. Versuchen Sie es aus verschiedenen Richtungen. Der kleinen Mulde unterhalb des Ballens auf gleicher Höhe mit der Großzehe (Abb. 86) widmen Sie besondere Aufmerksamkeit. Häufig sto-

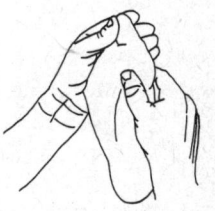

Abb. 86

ßen Sie gerade hier auf einen starken Spannungsstau. Unter besonderen Umständen besteht ein Zusammenhang mit einem Bruch in der Zwerchfellwand. Meist ist diese Stelle am linken Fuß empfindlicher als am rechten, weil es eher an der linken Zwerchfellseite zu einem Bruch kommt. Zur Behandlung des linken Fußes wechseln Sie die Hand und wiederholen den ganzen Vorgang.

Einführung in das Lungen-Gebiet

Da die Reflexe stets den ganzen Fuß durchlaufen, können die Reflexgebiete, die wir für den Fußrükken angeführt haben, auch von der Fußsohle her erreicht werden. Das heißt nun nicht, daß wir damit auch von einem »Lungenspitzen«- und einem »Lungenbasis«-Gebiet sprechen würden. Es hat sich nur eben in der Praxis gezeigt, daß diese Gebiete oft vom Fußrücken her leichter zu bearbeiten sind, weil hier keine Gewebeschicht vorhanden ist, die die Reflexpunkte schwerer zugänglich macht.

Lungengebiet auf der Fußsohle: Daumengang

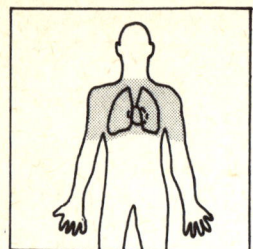

Abb. 87

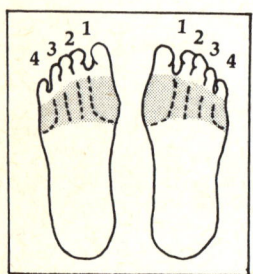

Abb. 88

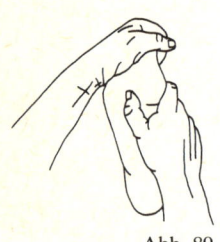

Abb. 89

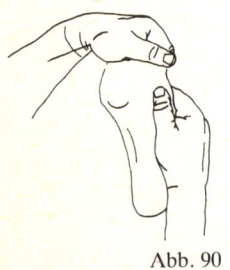

Abb. 90

Das Abbild des Körpers auf Abb. 87 ist zweidimensional. Ihr Körper jedoch ist dreidimensional. Stellen Sie sich einmal vor, dieser Abschnitt wäre vom restlichen Körper isoliert. Vorn wären dann Schultern, Brustkorb und Brüste, hinten ebenfalls Schultern, Schulterblätter und das Gebiet dazwischen; und zwischen diesen beiden Ebenen Lungen und Herz. Wenn Sie nun das Lungengebiet auf der Fußsohle bearbeiten, dann berühren Sie auch alle anderen Gebiete. Der gesamte Raum erstreckt sich vom Zehengrund bis zur Basis des Ballens (Abb. 88).

Zur Behandlung des Lungengebietes auf der rechten Fußsohle halten Sie mit der linken Hand die Zehen nach hinten. Das erlaubt Ihnen, alle vier Mulden zwischen den Zehensehnen auf dem Fußballen hinaufzugehen. Mit dem Daumen gehen Sie rund um den gewölbten Teil und dann aufwärts durch Mulde 1 (Abb. 89). Ausgangspunkt ist der Zwerchfell/Sonnengeflecht-Raum. Es ist nicht unbedingt nötig, beide Seiten der Mulde zu bearbeiten. Mit demselben Daumen gehen Sie auch durch Mulde 2. Dann wechseln Sie die Hand (der Daumen arbeitet am besten, wenn er nicht zu sehr gestreckt wird). Mit der rechten Hand halten Sie wieder die Zehen nach hinten. Mulde 3 »begehen« Sie mit dem Daumen der linken Hand. Mit derselben Hand arbeiten Sie sich rund um die Kurve und dann Mulde 4 hinauf. Das ist der Schulterraum (Abb. 90).

Beim linken Fuß wenden Sie die gleiche Technik an. Jetzt ist die rechte Hand Ihre Haltehand. Bei der »Begehung« von Mulde 1 am linken Fuß stoßen Sie möglicherweise auf eine Ausbuchtung der Speiseröhre, die durch eine schwächere Wand des Zwerchfells tritt. In diesem Fall sind beide Füße in Mulde 1 empfindlich, beim linken Fuß wird das aber noch auffallender sein.

Lungengebiet und darunter auf dem Fußrücken: Fingergang

Hier geht es darum, jede der vier Mulden auf dem Fußrücken **beidseitig** zu bearbeiten. Diese sind recht tief, daher kommt es darauf an, den Fuß richtig zu halten, so daß die Arbeitshand gut an die Seiten herankommt. Sehen Sie sich die Abbildungen 91 – 93 an. Beginnen Sie mit dem linken Fuß und benutzen Sie Ihre rechte Hand als Haltehand. Der »Geh-Finger« ist der Zeigefinger der linken Hand. Bei dieser Methode sind drei wichtige Punkte zu beachten:

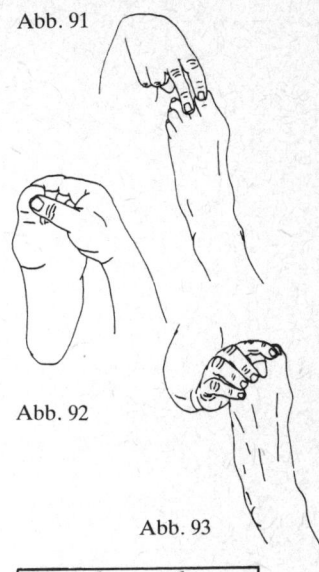

Abb. 91

1) Man muß die Mulde etwas erweitern, um sie leichter bearbeiten zu können; zu diesem Zweck drücken Sie die Zehen leicht auseinander, und zwar, indem sie zwei Finger der Haltehand (Abb. 92, 93) zur Stützung verwenden. Das Auseinanderdrücken besorgt dann der Daumen.

Abb. 92

2) Um das Gebiet – bei gleichzeitiger Ruhestellung der Zehen – der Bearbeitung zu erschließen, drücken Sie mit der flachen Daumenunterseite der Arbeitshand gegen den Fußballen. Drücken Sie den Daumen ein paarmal gegen den Fußballen, und beobachten Sie, wie dadurch die Vertiefungen auf dem Fußrücken sich verbreitern.

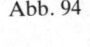

Abb. 93

3) Nun gehen Sie mit dem Zeigefinger der Arbeitshand Mulde 1 hinunter bis zur Gürtellinie (Abb. 95). Dabei bewähren sich die Finger der linken Hand am besten auf den linken Seiten der Mulden (links von Ihnen aus gesehen). Mit dem Zeigefinger der rechten Hand bearbeiten Sie dann jeweils die rechten Seiten der Mulden. Die Benutzung des jeweils am besten geeigneten Fingers garantiert die bestmögliche Ausnutzung der Hebelwirkung.

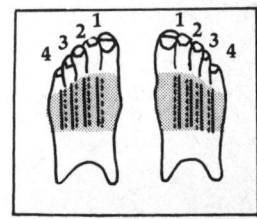

Abb. 94

Und nun gehen Sie bei sämtlichen Mulden auf die beschriebene Weise vor. Behandeln Sie die rechten Seitenwände der Mulden, dann ist die linke Hand die Haltehand. Bei dieser Technik ist der **Fingergang** besonders wichtig. Davon abweichende Biege- oder Streck-Bewegungen können Nageleindrücke oder auch Verletzungen an der zarten Haut des Fußrückens hervorrufen (Abb. 94, 96).

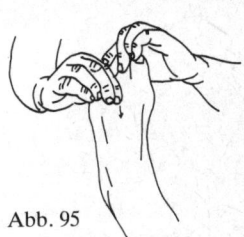

Abb. 95

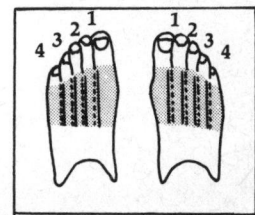

Abb. 96

47

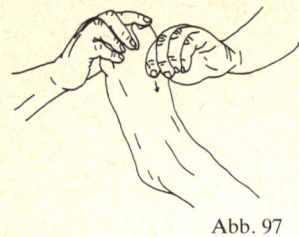

Abb. 97

Die Gehbewegung ist immer vorwärts gerichtet, mit einem gleichmäßigen, gleichbleibenden Druck. Man darf sich nicht dazu verführen lassen, den Reflexpunkt durch ein Zurückziehen des Daumens treffen zu wollen, denn das würde zu Schmerz oder Irritation führen und ist sicherlich keine gute Methode zur Erreichung der Reflexpunkte. Ein zu weites Hin- und-Her-Schwingen des Fingers mit wechselndem Druck hinterläßt auf dem Fuß eine ganze Spur von Nageleindrücken; das ist völlig überflüssig.

Der Gehfinger sollte leicht gekrümmt sein. Der feste Daumendruck gegen den Ballen erschließt nicht nur das Behandlungsgebiet, sondern verstärkt auch die Hebelwirkung des Gehfingers.

Bei breiten Füßen erweist es sich oft als schwierig, mit der Hand die Zehen zu umfassen, um die Mulden hinunter zugehen. Versuchen Sie, zuerst eine Seite der Mulde zu »begehen«, dann ändern Sie Ihre Haltung (den Winkel) und »begehen« die andere Seite. Bearbeiten Sie auf diese Weise Mulde 1 und 2.

Für den **Fingergang** auf dem Fußrücken brauchen Sie Übung. Nicht nur der Fingergang selbst, sondern auch das Auseinanderschieben der Zehen durch den Daumendruck gegen den Fußballen gehört zur erfolgreichen Anwendung dieser Methode. Wird diese Technik jedoch beherrscht, dann ist sie angenehm und wirkungsvoll zugleich (Abb. 97).

Rechter Fuß: Neben-
niere/Leber/Gallen-
blase/Magen (Teil)/
Bauchspeicheldrüse
(Teil)/Niere (oberer
Teil)
Linker Fuß: Neben-
niere/Milz/Magen/
Bauchspeicheldrüse/
Niere (oberer Teil)

Gürtelliniengebiet und darüber auf der Fußsohle: Daumengang

Wie Sie an der oben angeführten Aufzählung ersehen können, sind in diesem Fußabschnitt viele lebenswichtige Organe vertreten. Mit Hilfe des **Daumengangs** können alle diese Reflexe auf eine systematische Weise behandelt werden. Für einen möglichst großen Behandlungserfolg muß man sich die genaue Lokalisierung der verschiedenen Organreflexe bewußt machen.

Das Gebiet wird von Zwerchfell, und Gürtellinie begrenzt (Abb. 98). Am Fuß wird das Zwerchfell vom unteren Rand des Fußballens markiert. Die Gürtel-

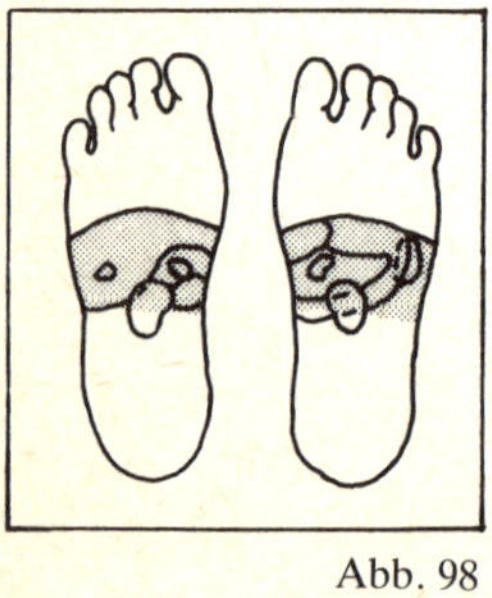

Abb. 98

48

linie ist eine imaginäre Linie, die vom fünften Mittelfußknochen quer über die Fußsohle gezogen wird –
der fünfte Mittelfußknochen ist jener Knochen, der
etwa in der Mitte am Fuß-Außenrand etwas vor-
steht. Finden Sie diesen Knochen an Ihrem eigenen
Fuß. Dann ziehen Sie eine Linie vom äußersten
Punkt quer über den Fuß: das ist Ihre Gürtellinie
(Abb. 99).

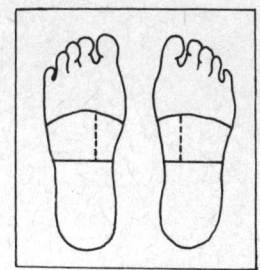

Abb. 99

Eine weitere Orientierungshilfe bietet eine Sehne
(Großzehenstrecker), mit deren Hilfe Sie die Nebennieren und die Nierenregion feststellen können.
Im Körper befinden sich die Nebennieren direkt
oberhalb der Nieren. Allerdings sind beide Nieren
leicht schräg gelagert; daher liegen die Nebennieren
am Fuß an der Innenseite der Sehne, die Nieren
jedoch an der Außenseite (Abb. 100).

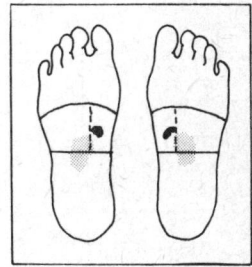

Abb. 100

Betrachten Sie noch einmal Ihre Fußsohle. Biegen
und strecken Sie Ihre Zehen. Sie werden dabei,
wenn Sie die Zehen zurückziehen, bemerken, daß
eine ziemlich kräftige Sehne vortritt, die von der
Großzehe bis hinunter zur Ferse verläuft. Wenn Ihr
Fuß eher fleischig ist, werden Sie sich die Sehne ertasten müssen. Die Reflexzone der Nebennieren liegt
an der Innenseite dieser Sehne etwa in der Mitte zwischen Gürtel- und Zwerchfellinie (Abb. 101). Alle
anderen lebenswichtigen Organe sind innerhalb des
Gebietes Gürtellinie-Zwerchfell-Nebennieren zu lokalisieren.

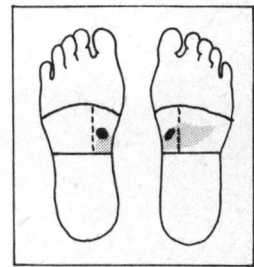

Abb. 101

Die Bauchspeicheldrüse liegt, mit einer leichten
Aufwärts-Neigung, gleich unterhalb der Nebennieren. Der größte Teil der Bauchspeicheldrüsenregion
befindet sich am linken Fuß, Sie dürfen aber auch
den kleineren Teil nicht vergessen, der sich am rechten Fuße befindet.
Leber und Gallenblase nehmen ein relativ großes
Gebiet unterhalb der Zwerchfell-Linie ein. Es erstreckt sich vom äußeren Rand des rechten Fußes bis
hinüber zum linken Fuß. Die Gallenblase befindet
sich am rechten Fuß, ihre genaue Lage kann sich
jedoch von Patient zu Patient etwas verändern
(Abb. 102).
Die Milz liegt unterhalb der Zwerchfell-Linie am lin-

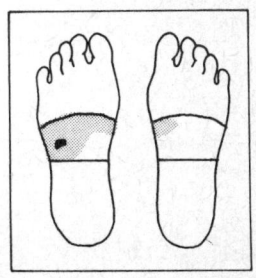

Abb. 102

49

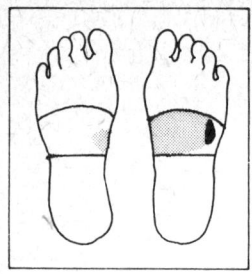

Abb. 103

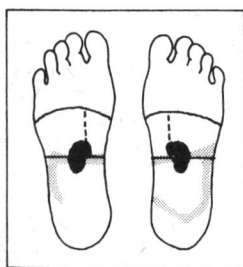

Abb. 104

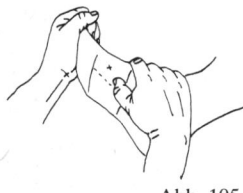

Abb. 105

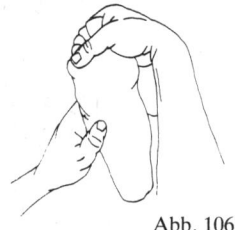

Abb. 106

ken Fuß. Sie ist viel kleiner als die Leber und befindet sich am unteren Ende der Bauchspeicheldrüse (Abb. 103).

Der Magen befindet sich zum größten Teil auf dem linken Fuß und erstreckt sich dort über mehrere Zonen. Der Zwölffingerdarm, der für Geschwüre anfälligste Teil, liegt auf dem rechten Fuß direkt am äußeren Rand der Bauchspeicheldrüse.

Etwas oberhalb der Gürtellinie auf beiden Füßen befinden sich Teile der Nieren und des Dickdarms. Die Nieren liegen genau an der Gürtellinie, wobei die linke Niere etwas höher liegt. Wenn Sie das Gebiet an der Außenseite der genannten Sehne bearbeiten, dann treffen Sie auf die oberen Hälften beider Nieren (Abb. 104).

Durch dieses Gebiet laufen auch Teile des Dickdarms. Die Behandlung des Dickdarms wird im Abschnitt »Unter der Gürtellinie« besprochen (siehe Seite 52).

Es ist günstig, die Bearbeitung dieser Reflexzonen in einer bestimmten Reihenfolge durchzuführen. Für den rechten Fuß benutzen Sie die linke Hand als Haltehand. »Gehen« Sie in den Fuß hinein und bearbeiten Sie die Bauchspeicheldrüse mit Raupengriff (Nadelstich-Technik). Dann »gehen« Sie von der Gürtellinie an der Innenseite der Sehne aus mit dem Daumen eben diese Sehne entlang, bis Sie das Nebennierengebiet lokalisiert haben (Abb. 105). Jetzt wechseln Sie die Hand, und »gehen« mit dem anderen Daumen diagonal durch das ganze Gebiet. Machen Sie mehrere Durchgänge. Legen Sie sich dabei am besten selbst einen bestimmten Raster zurecht, so daß Sie auch nicht den kleinsten Punkt in diesem

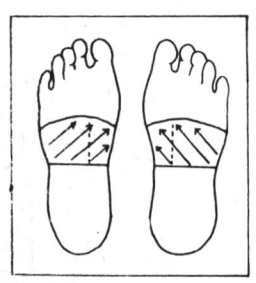

Abb. 107

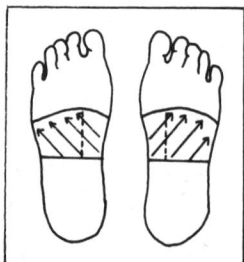

Abb. 108

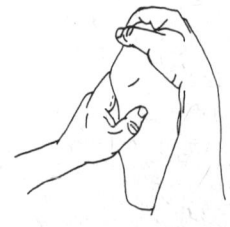

Abb. 109

50

Gebiet übergehen. So bekommen Sie das ganze Gebiet zwischen Zwerchfell- und Gürtellinie in den Griff; bearbeiten Sie es gründlich (Abb. 106, 107, 108).

Beim linken Fuß gehen Sie auf genau die gleiche Weise vor (Abb. 109).

Die Armregion an der Außenseite des Fußes: Daumen- und Fingergang

Arm/Ellbogen/ Hand

Das Armreflexgebiet verläuft von der Basis der kleinen Zehe bis zum fünften Mittelfußknochen am äußeren Fußrand (Abb. 110). In Bezug auf die Reflexzonen bedeutet das vom Raum zwischen Hals- bzw. Schulter- und Gürtellinie, entsprechend der Situierung des Arms am Körper. Das Gebiet zwischen Hals und Zwerchfell entspricht im allgemeinen dem Oberarm; zwischen Zwerchfell- und Gürtellinie (und sogar bis in die Knie- Bein-Zone) dem Gebiet Ellbogen/Unterarm/Hand.

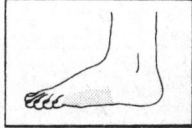

Abb. 110

Um dieses Gebiet am rechten Fuß zu behandeln, halten Sie den Fuß mit der rechten Hand. Legen Sie die Finger der linken Hand auf den Fußrücken (wegen der Hebelwirkung). Jetzt »gehen« Sie mit dem Daumen den äußeren Fußrand entlang. Machen Sie mehrere Durchgänge und bearbeiten Sie das gesamte Gebiet. Wechseln Sie die Hand und »gehen« Sie dann mit dem Daumen der rechten Hand in der anderen Richtung herum (Abb. 111). Wechseln Sie wieder die Hand und behandeln Sie den linken Fuß auf die gleiche Weise.

Abb. 111

Zur Beachtung: Es ist zwar durchaus möglich, denselben Daumen den Fußrand **auf- und ab**gehen zu lassen, es erweist sich aber in der Praxis als schwieriger, weil man dabei den Fuß nicht so bequem halten kann.

Zur Feinbehandlung »begehen« Sie das gleiche Gebiet mit den Fingern (Zeigefinger und / oder Mittelfinger). Zu diesem Zweck nehmen Sie zuerst den rechten Fuß in die rechte Hand und legen den Daumen der linken Hand zwecks Hebelwirkung auf die Fußsohle. Machen Sie wieder mehrere Durchgänge,

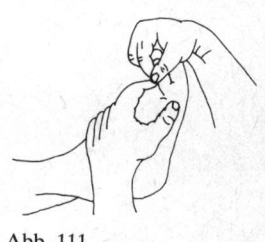

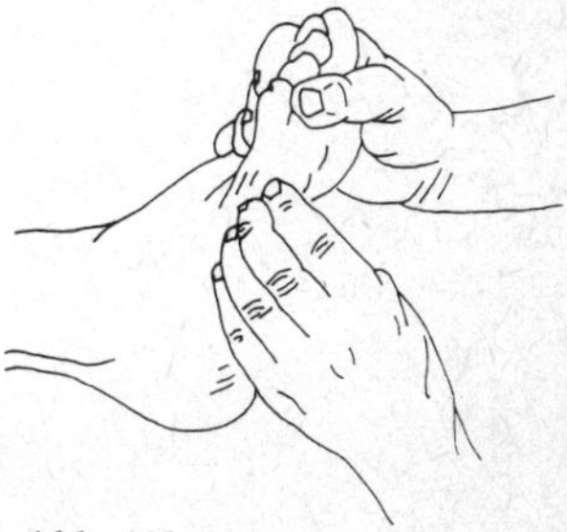

Abb. 112

damit Sie keine Stelle auslassen. Die Fingerarbeit ist hier insofern vielleicht sogar günstiger, als sie sämtlichen kleineren Mulden und Einbuchtungen der Knochen (besonders des fünften Mittelfußknochens) in diesem Gebiet folgen können. Um das Gebiet am linken Fuß zu behandeln, wechseln Sie die Hand und wiederholen den Vorgang (Abb. 112).

Rechter Fuß: Dickdarm/Bauhinsche Klappe/Dünndarm/Niere
Linker Fuß: Dickdarm/Sigmoid-Dickdarm/Dünndarm/Niere

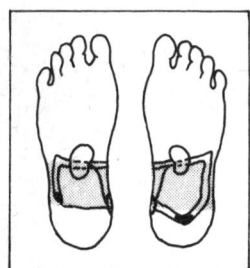

Abb. 113

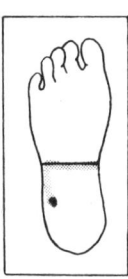

Abb. 114

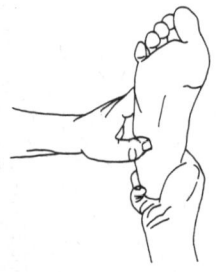

Abb. 115

Unter der Gürtellinie an der Fußsohle: Daumengang

Am rechten Fuß umfaßt dieses Gebiet die Niere, den halben Dünndarm in der Umrahmung durch den Dickdarm und die Bauhinsche Klappe (auch Ileo-Zökal-Klappe genannt). Die Bauhinsche Klappe am Beginn des Dickdarms erreicht man vermittels der **Nadelstich**-Technik. Das übrige Gebiet durchquert man am besten mit dem **Daumengang**.

Lokalisieren Sie zunächst die Bauhinsche Klappe. Sie liegt zwischen dem Dünndarm- und dem Dickdarmgebiet. Das Dickdarmgebiet rund um diese Klappe ist für die Eliminierung von Schleim zuständig. Wenn sie ihre Aufgabe nicht erfüllt, wird der Schleim in den Blutkreislauf absorbiert und zu anderen Körperteilen getragen. Anfällig dafür sind z. B. die Nebenhöhlen. Bei Beschwerden der Nebenhöhlen wie auch sonstigen durch Schleim hervorgerufenen Beschwerden ist es wichtig, sich mit der Bauhinschen Klappe zu beschäftigen.

Betrachten Sie jetzt den rechten Fuß. Versuchen Sie, sich die Projektion der Eingeweide auf den Fuß vorzustellen. Der Gürtellinienknochen – nämlich der fünfte Mittelfußknochen – ist dabei ein nützlicher Bezugspunkt. Finden Sie diesen Knochen, dann die Gürtellinie. Der querliegende Dickdarm verläuft entlang dieser Linie. Ausgehend vom fünften Mittelfußknochen verläuft der aufsteigende Dickdarm den Fuß entlang in Richtung Ferse.

Um den Reflexpunkt der Bauhinschen Klappe zu finden, folgen Sie mit der Hand dem Außenrand des Fußes vom fünften Mittelfußknochen bis zur Ferse.

Spüren Sie die hohle Stelle dort? Am tiefsten Punkt dieser Hohlstelle befindet sich die Bauhinsche Klappe (Abb. 113, 114). Haken Sie genau an diesem Punkt mit dem Raupengriff ein. Auch hier bieten wieder einmal die Finger den wichtigsten Ansatz für die Hebelwirkung (Abb. 115).

Anfänglich ist das Eindringen in dieses Gebiet vielleicht schwierig, daher »begehen« Sie es zunächst mit dem Daumen, und zwar aus verschiedenen Richtungen.

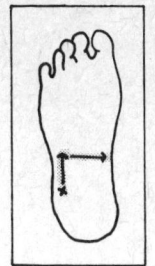

Abb. 116

Diese Technik ist nicht ganz einfach. Manche Leute gehen etwas oberflächlich an die Sache heran und bedienen sich des Knöchels, um an den Punkt heranzukommen. Das ist nicht nur falsch, sondern auch gefährlich. Der Knöchel hat, wie wir bereits festgestellt haben, nur wenig Gespür, so daß man nicht kontrollieren kann, ob man unnötige Verletzungen oder sogar Quetschungen verursacht.

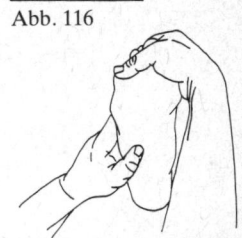

Abb. 117

Von der Bauhinschen Klappe gehen wir über zum Dickdarm-Gebiet. »Gehen« Sie mit dem Daumen der linken Hand den aufsteigenden Dickdarm hinauf und über den querliegenden Dickdarm (Abb. 116). Für die Behandlung des Dünndarm-Gebietes nehmen Sie zuerst den Fuß in die rechte Hand und halten ihn nach hinten. Dann »gehen« Sie mit dem Daumen diagonal durch das Gebiet und geben bei der Sehne, falls nötig, etwas nach (Abb. 117, 118).

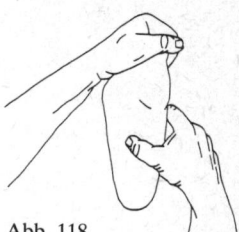

Abb. 118

Wechseln Sie die Hand und folgen Sie einem entgegengesetzten diagonalen Muster (Abb. 119, 120). Lassen Sie diese Durchgänge stets im Dickdarm-Gebiet enden, dann können Sie den Dickdarm von der anderen Richtung her bearbeiten. Zum Abschluß gehen Sie mit dem Daumen noch durch den Nierenraum. Er befindet sich an der Gürtellinie an der Außenseite der Sehne. Mit den Nieren verbunden sind die Harnleiter, deren Reflexgebiet sich an der Innenseite der Sehne bis in das Blasengebiet am Anfang der Ferse fortsetzt.

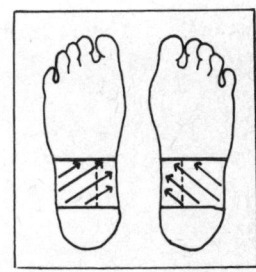

Abb. 119

Nachdem wir einen Großteil des Nierengebiets bereits früher, bei der mehrmaligen diagonalen Durchquerung des Gebiets oberhalb der Gürtellinie, »begangen« haben, dürfen wir nicht etwa in den irrtüm-

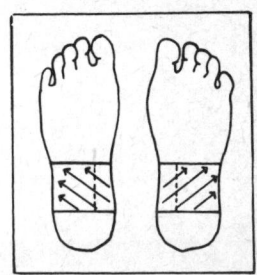

Abb. 120

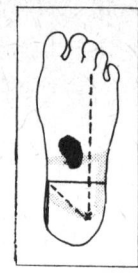

Abb. 121

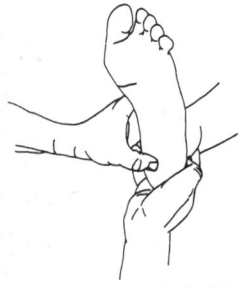

Abb. 122

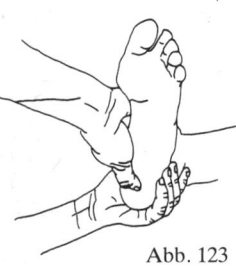

Abb. 123

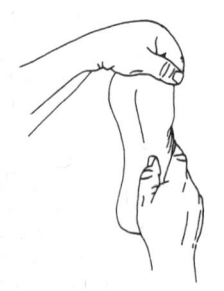

Abb. 124

lichen Glauben verfallen, daß die Nieren dadurch schon ausreichend erfaßt wären. Sie sind wichtig genug, daß man sie auch jetzt noch einmal von mehreren Richtungen her »begeht«. Halten Sie also den Fuß mit Ihrer rechten Hand nach hinten und gehen Sie an der Außenseite der Sehne aufwärts.

Am linken Fuß müssen ebenfalls das Nierengebiet und die zweite Hälfte des Dickdarms und des Dünndarms bearbeitet werden. Besonders beschäftigen wir uns mit einem sehr wichtigen Teil des Dickdarms, dem Sigmoid. Dieser S-förmige Abschnitt des Dickdarms stellt die letzte Biegung dar, bevor das Verdauungsprodukt sich ins Rektum entleert. Im Sigmoid kommt es oft zu Gasstauungen.

Machen Sie sich zuerst klar, wo dieser Abschnitt liegt. Ziehen Sie an der Fußsohle eine Linie quer über den vorderen Fersenrand (in Höhe des Rists), und dann eine zweite Linie entlang dem inneren Fersenrand, ebenfalls auf der Fußsohle. Die zweite Linie sollte die erste Linie rechtwinklig kreuzen (Abb. 121). Von dieser Ecke aus ziehen Sie in einem Winkel von 45 Grad eine Linie quer über die Ferse selbst. Der tiefste Punkt des S-förmigen Sigmoids befindet sich im Schnittpunkt dieser Linie mit einer gedachten Linie zwischen Zone 3 und 4.

Für die Behandlung dieses Punktes gibt es zwei Möglichkeiten (Abb. 122, 123). Wählen Sie jene Methode, die Ihnen am besten zusagt. Sie können mit jedem der beiden Daumen die 45-Grad-Linie entlang abwärts gehen. Benutzen Sie den Raupengriff, um das Gebiet auch punktweise zu bearbeiten (Nadelstich-Technik). Wenn der Fuß gut verankert ist, können Sie ohne weiteres größeren Druck anwenden. Zur Erreichung dieses Punkts kommt es vor allem auf die Hebelwirkung an. Wenn die Hand richtig verankert ist, dann können Sie mit den Hebel-Fingern ziehen, während der Daumen gleichzeitig einhakt. Auf dem ganzen Fuß ist dies der Punkt, der am schwierigsten zu erreichen ist. Außerdem ist die Ferse unter Umständen sehr hart. Oft sind mehrere Durchgänge aus verschiedenen Richtungen nötig, um sie vermittels von **Daumengängen** aufzulockern.

Um die Dickdarmgebiete am linken Fuß zu erreichen, gehen Sie mit dem Daumen der rechten Hand den absteigenden Dickdarm hinauf und quer über den querliegenden Dickdarm. Dann bearbeiten Sie den Dünndarm und die Nieren – genau wie am rechten Fuß (Abb. 124).

Unter der Gürtellinie auf Fußrücken und -seiten: Daumengang, Fingergang, Kreisen um einen Punkt

Dieser Fußabschnitt (Abb. 125) enthält Reflexzonen, die sich auf eine ganze Reihe von Beschwerden beziehen können, darunter auch Beschwerden in der Gegend von Kreuzbein, Hüfte und Steißbein. Innere Organe kommen dazu, wie etwa Probleme mit dem Dickdarm oder mit den Keimdrüsen. So zum Beispiel kann eine Verletzung am Steißbein Kopfschmerzen hervorrufen (einschließlich Migräne).
Um zu begreifen, wie diese Körperregionen mit den Füßen zusammenhängen, muß man die dreidimensionale Anlage des Körpers auf diesen bestimmten Fußabschnitt übertragen (Abb. 126). Die Wirbelsäule befindet sich am Fußrücken. Der Hüftknochen dreht sich, von der Wirbelsäule ausgehend, in einer weichen Rundung zur Vorderseite des Körpers. Das bedeutet, daß Fußrücken und -seiten wichtige Reflexgebiete umschließen, die sich direkt auf dieses drei-dimensionale Bild des unteren Beckengürtels beziehen. Es ist dies ein ziemlich großes Gebiet, zu dessen Behandlung Sie mehrere verschiedene Techniken anwenden müssen. Unser Ziel ist es, jeden einzelnen Punkt des gesamten Gebietes zu erreichen.
Das Gebiet von Steißbein und Beckengürtel ist sehr anfällig für Verletzungen und Stress jeder Art. Verletzungen des Steißbeins gehen oft bis auf die Kindheit zurück; durch eine solche Verletzung ist die entsprechende Bezugszone am Fuß oft sehr empfindlich. Das Gebiet, dem wir uns jetzt widmen, erstreckt sich an der Innenseite des Fußes von unterhalb der Gürtellinie bis weit in die Ferse hinein (Abb. 127).

Hüfte/Ischias/Hüftbereich/Steißbein und Wirbelsäule/ Lymphe/Leisten/ Hüftgelenk (Knie/ Bein)

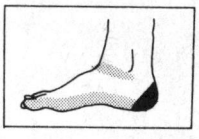
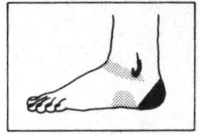

Abb. 125

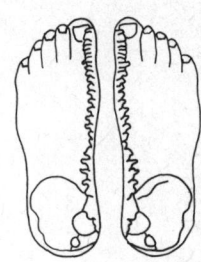

Abb. 126

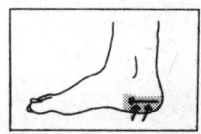

Abb. 127

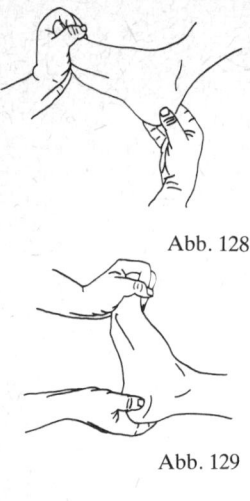

Abb. 128

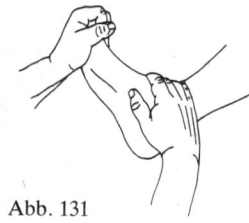

Abb. 129

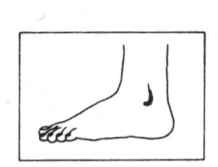

Abb. 130

Zur Behandlung der Steißbein-Gegend umfassen Sie mit Ihrer rechten Hand die Ferse des rechten Fußes und »begehen« kreuzweise mit dem Daumen der rechten Hand das gesamte Gebiet (Abb. 128). Machen Sie mehrere Durchgänge. Im allgemeinen sollten Sie dabei von der Fersenbasis an aufwärts gehen. Wechseln Sie öfter den Winkel und bemühen Sie sich, das ganze Gebiet gründlich zu erfassen. Seien Sie geduldig und ausdauernd. Zur Behandlung des Beckengürtels gehen Sie mit dem Daumen einfach vom Steißbein-Raum her die Wirbelsäule herauf. Drehen Sie Ihre Arbeitshand dabei jeweils so, wie es für eine gute Hebelwirkung nötig ist. Setzen Sie den Daumengang entlang der ganzen Wirbelsäule fort. Da der Wirbelsäulenraum zwischen dem Beckengürtel und dem siebenten Halswirbel ein großes und allgemeines Gebiet ist (Abb. 129, 130, 131), wenden Sie den **Daumengang** in verschiedene Richtungen an. Sie können auch mit einem oder mit zwei Fingern von der Fußsohle aus dieses Gebiet bis zum Fußrükken hinauf durchqueren (wie auf Abb. 132 zu sehen). Wiederholen Sie diesen Vorgang auf dem linken Fuß, und wechseln Sie dabei die Hand. (Abb. 133).

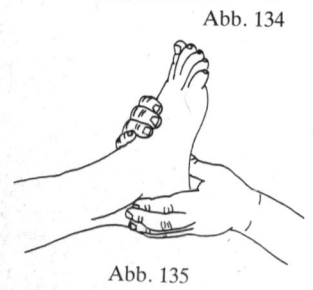

Abb. 131

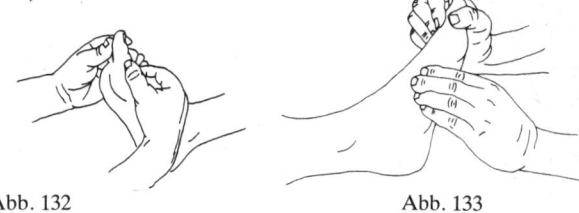

Abb. 132

Abb. 133

Die Region rund um den äußeren Fußknöchel (Abb. 134) ist vor allem dann zu behandeln, wenn wir es mit Hüft- oder Ischiasleiden zu tun haben. Mit dem **Fingergang** umkreisen Sie zunächst das Gebiet; der Daumen wäre hier zu unbeholfen und zu schwer zu kontrollieren.

Beginnen Sie damit, daß Sie den rechten Fuß in Ihre hohle linke Hand nehmen, und gehen Sie dann mit dem Zeige- oder Mittelfinger aufwärts durch dieses Gebiet. Die Rückseite des Sprungbeins umkreisen Sie mehrere Male, und zwar am besten in der Haut-

Abb. 134

Abb. 135

falte (Abb. 135). Wenn Sie zu tief ansetzen, dann stoßen Sie auf die Achillessehne, wenn Sie zu hoch gehen, auf das Sprungbein selbst.

Zum Abschluß der Hüft/Ischias-Behandlung auf dem rechten Fuß fassen Sie mit der gerundeten rechten Hand den Fuß unterhalb Knöchel und Ferse und gehen mit Zeige- oder Mittelfinger der linken Hand vom Fußrücken aus rundherum zum Knöchel (Abb. 136). Achten Sie darauf, daß Sie in der Falte bleiben. Dieser Gang vom Fußrücken herunter zur Basis des Sprungbeins sorgt für möglichst tiefes Eindringen.

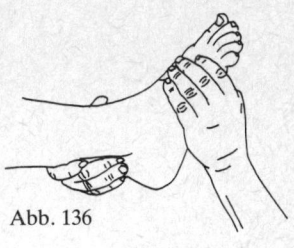

Abb. 136

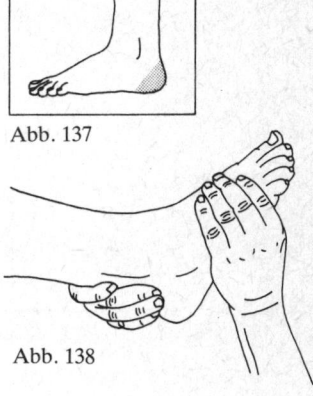

Abb. 137

Bei Beschwerden in der Beckenregion sind oft auch die Hüften beteiligt. Die entsprechenden Reflexzonen finden sich an der Innen- und Außenseite des Fußes (Abb. 137), sie sind dreiecksförmig und werden mit dem **Fingergang** bearbeitet. Zur Behandlung dieser Gebiete nehmen Sie die Rückseite des Sprungbeins in die hohle Hand – dadurch gewinnen Sie eine bessere Hebelwirkung für Ihre Gehfinger. Machen Sie mehrere abwärts gerichtete Durchgänge durch dieses Gebiet. (Abb. 138).

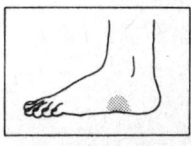

Abb. 138

Jenes Gebiet am Fuß, welches eigentlich dem Hüftgelenk entspricht, ist in der Praxis auch erfolgreich bei Beschwerden an Knie und Hüfte behandelt worden. Diese Gebiete sind durch jene Muskeln verbunden, die vom Hüftknochen ausgehen und am Bein befestigt sind, das Knie mit eingeschlossen. Am Fuß wird dieser Raum vom fünften Mittelfußknochen begrenzt, vom vorderen Rand der Ferse auf der Fußsohle und dem Würfelbein an den Seiten des Fußes (Abb. 139).

Abb. 139

Zur Behandlung dieses Gebietes bedienen Sie sich entweder des **Daumen-** oder des **Fingergangs**. Beim Halten des Fußes ist keine besondere Vorsicht nötig, solange der Fuß nur in Ruhelage bleibt. Für den Daumengang legen Sie die Finger auf die gegenüberliegende Fußseite und machen mehrere Durchgänge (Abb. 140). Für den Fingergang plazieren Sie den Daumen auf die Fußsohle (wie Abb. 141 zeigt) und machen auch hier wieder mehrere Durchgänge.

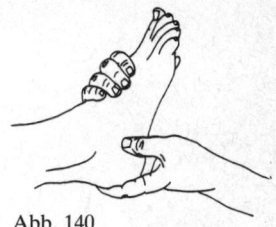

Abb. 140

Kreisen um einen Punkt setzt man in jenen Gebieten ein, die dem Beckengürtel entsprechen. Beginnen

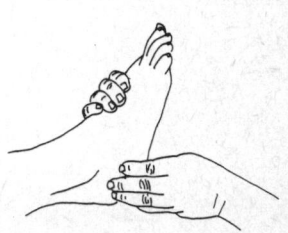

Abb. 141

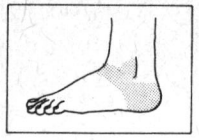

Abb. 142

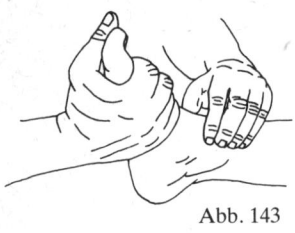

Abb. 143

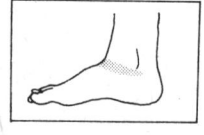

Abb. 144

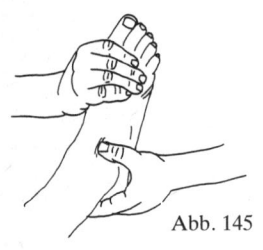

Abb. 145

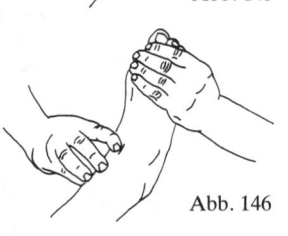

Abb. 146

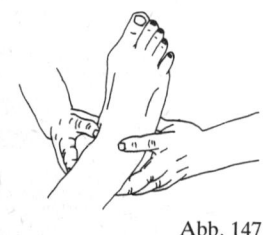

Abb. 147

Sie zunächst in den oben bezeichneten Zonen (Abb. 142) mit der **Nadelstich**-Technik. Sie werden bemerken, daß diese Stelle knochig ist. Hier geht es darum, die kleinen Vertiefungen nach empfindlichen Stellen zu durchsuchen. Sobald Sie eine empfindliche Stelle gefunden haben, üben Sie mit dem Zeigefinger Druck darauf aus. Sie können auch andere Fingerkombinationen verwenden, aber an sich kann der Zeigefinger hier am besten Druck ausüben, und zwar wegen seiner idealen Gegenüberstellung zum Daumen, dem Vermittler der Hebelwirkung.

Haben Sie eine empfindliche Stelle gefunden, dann üben Sie Fingerdruck aus. Mit der Haltehand nehmen Sie den Fuß unterhalb der Großzehenbasis an der Innenseite des Fußes und lassen den Fuß mit Hilfe dieser Haltehand kreisen (Abb. 143). Dadurch entsteht an der empfindlichen Stelle das Gefühl einer Druckverstärkung. Jetzt forschen Sie mit dem Druckfinger nach anderen empfindlichen Stellen. Lassen Sie den Fuß mindestens fünfmal in beiden Richtungen kreisen. Vermeiden Sie dabei jedes Eingraben des Fingernagels. Es ist natürlich günstig, wenn Ihre Nägel so kurz sind, daß jeder tiefere Kontakt zwischen Haut und Nagel automatisch vermieden wird. Diese Technik ist auch gut für eine Behandlung Ihrer eigenen Füße geeignet. Sie können, wenn Sie wollen, Ihren eigenen Fuß vom Knöchel aus auch ohne Hilfe einer Haltehand kreisen lassen; es genügt, wenn Sie die empfindlichen Stellen mit **Nadelstich** behandeln und den Knöchel in beiden Richtungen drehen.

Die meisten Lymphknoten des Körpers befinden sich in der Leistengegend, in den Achselhöhlen und am Hals. Sie sind an diesen Stellen deshalb angehäuft, um die inneren Organe bei Infektionen in den Extremitäten zu schützen. Alle fünf Zonen an beiden Füßen stehen mit jeder der drei lymphatischen Zonen in Verbindung. Das Gebiet rund um den Knöchel umfaßt alle fünf Zonen und eignet sich erfahrungsgemäß für die Behandlung von Beschwerden in sämtlichen Lymphdrüsen, einschließlich der Leistengegend und der Eileiter.

Das zu behandelnde Gebiet erstreckt sich vom inneren Sprungbein rund um den Fußrücken (Falte) bis zum äußeren Sprungbein (Abb. 144). Die Falte wird mit mehreren Durchgängen so behandelt, als wäre sie ein breiteres Gebiet. Besonderes Augenmerk widmen wir jedoch dem Primärgebiet. Für den Daumengang halten Sie den Fuß ruhig und aufrecht, umfassen mit den Fingern der Arbeitshand den Knöchel, und »begehen« mit dem Daumen die Falte (Abb. 145). Dann wechseln Sie die Hand und gehen mit dem anderen Daumen in die andere Richtung. Für die Arbeit mit dem Zeigefinger (wahlweise) gilt das gleiche, nur beziehen Sie die Kraft aus dem Daumen (Abb. 146). Sie können auch versuchen, mit beiden Zeigefingern zugleich zu gehen, indem Sie beide Daumen auf die Fußsohle plazieren und beide Seiten aufwärts gehen, bis die beiden Finger sich in der Mitte des Fußrückens treffen (Abb. 147).

Dieses Gebiet wird häufig von Schwellungen befallen, was auf Probleme im Lymphsystem hindeutet. Bei Schmerzempfindlichkeit muß man mit Vorsicht zu Werke gehen. Ein sog. **Dessertgriff** (siehe S. 63 u. Abb. 148) gestattet Ihnen, das Gebiet trotzdem zu behandeln: Krümmen Sie Ihre Hand über der Falte und legen Sie Daumen und Zeigefinger in die Falte hinein. Dann lassen Sie den Fuß in beide Richtungen mindestens fünfmal kreisen (im allgemeinen tut sich die linke Hand leichter mit dem rechten Fuß, und umgekehrt). Sie können dieses **Kreisen um einen Punkt** auch schon zum Aufspüren schmerzempfindlicher Punkte anwenden.

Für den linken Fuß wiederholen Sie Punkt für Punkt den oben beschriebenen Vorgang. Wo nötig, wechseln Sie die Hand.

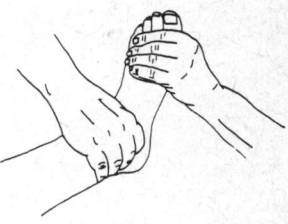

Abb. 148

Fortpflanzungsorgane – seitlich an den Fersen: Nadelstich

Das Gebiet von Uterus (Gebärmutter) und Prostata liegt an der Fuß-Innenseite unterhalb des Sprungbeins. Das ist ein Nadelstich-Raum, daher ist die korrekte Lokalisierung wesentlich für das genaue

Uterus/Prostata/ Ovarien/Hoden

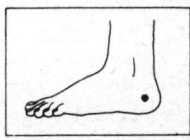

Abb. 149

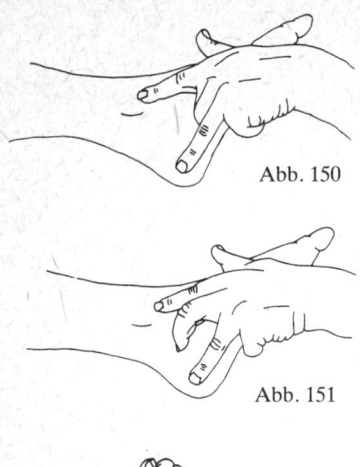

Abb. 150

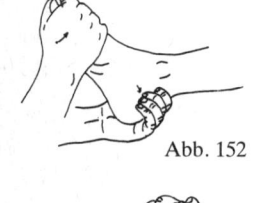

Abb. 151

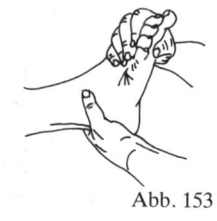

Abb. 152

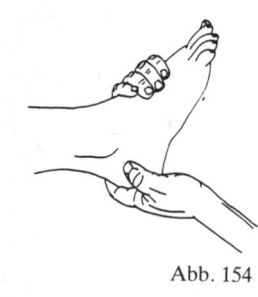

Abb. 153

Abb. 154

Abb. 155

Treffen der Punkte (Abb. 149). Der Fuß ist hier meistens etwas empfindlich, das ist aber nicht unbedingt ein Hinweis auf Probleme der Zeugungsorgane und -drüsen. Die Behandlung dieses Gebiets kann unter Umständen auch bei allergischen Reaktionen lindernd wirken.

Für die Anwendung des **Nadelstichs** legen Sie die Kuppe des Zeigefingers auf das Sprungbein (an der Innenseite), und die Kuppe des Ringfingers an das hintere Fersenende (Abb. 150). Krümmen Sie den Mittelfinger so, daß er mit den beiden anderen auf gleicher Höhe ist und die Linie in zwei Hälften teilt. Das ist die Reflexzone von Uterus und Prostata (Abb. 151).

Für die Arbeit am rechten Fuß verwenden Sie Ihre linke Hand. Nehmen Sie die Ferse in die hohle Hand und krümmen Sie den Mittelfinger, bis er mit der Kuppe auf dem Punkt liegt. Den Daumen legen Sie auf das lymphatische Gebiet am Fußrücken. Jetzt lassen Sie den Fuß mehrere Male in beiden Richtungen kreisen. Dabei können Sie den mit dem Mittelfinger applizierten Druck je nach Wunsch verändern. Durch das **Kreisen um einen Punkt** bedienen Sie sich der **Nadelstich**-Technik, ohne daß es Ihrem Patienten allzu viele Beschwerden verursacht (Abb. 152).

Für die Behandlung des linken Fußes wechseln Sie einfach die Hand und wiederholen den Vorgang (Abb. 153).

Für die Lokalisierung des Ovarien/Hoden-Raums wenden Sie die gleiche Technik an wie für Uterus/Prostata (Abb. 150, 151). Da das Gebiet sich an der knochigen Außenseite des Fußes befindet, begehen Sie es zunächst mit dem Daumen der linken Hand. Auch mit den Fingern der rechten Hand können Sie das Gebiet behandeln, wobei Sie den Fuß genauso halten wie bei der Behandlung des Hüften/Ischias-Raums (Abb. 154, 155).

Am linken Fuß wiederholen Sie den Vorgang und wechseln dabei die Hand.

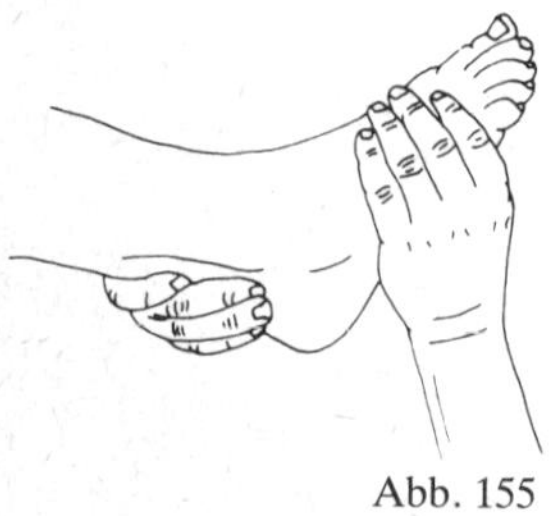

Lockerungstechniken: Dessertgriffe

Zu den wichtigsten Zielen der Fußzonentherapie gehört die Entspannung, die Aufhebung der Wirkung von Stress auf den menschlichen Körper. In Verbindung mit der Reihe von Techniken, die in diesem Kapitel besprochen wurden, gibt es für den Reflextherapeuten noch weitere Möglichkeiten, um die Schmerzempfindlichkeit an den Füßen zu verringern. Dadurch wird nicht nur der Patient selbst entspannt, sondern auch das vorgesehene Behandlungsgebiet am Fuß zugänglich gemacht. Die zusätzlichen Techniken nennen wir, wegen ihrer lockernden, angenehmen Wirkung, »Dessertgriffe«.

Eine wirkungsvolle Behandlung ist dann gegeben, wenn alle wichtigen Gebiete durchgearbeitet wurden und der Patient sich am Ende wohlig entspannt fühlt. Dieses Ziel erreicht man dadurch, daß man zwischendurch immer wieder verschiedene Dessertgriffe einbaut, so daß die entspannende Wirkung der Behandlung von Anfang an ersichtlich ist. Zwar ist der Schmerz ein guter Indikator für Problem-Stellen, sozusagen eine Straßenkarte für den Therapeuten, die ihm sagt, worauf er sich besonders konzentrieren muß; der Schmerz ist aber keineswegs unser Ziel. Ein geschickter Therapeut will nicht etwa Schmerz **verursachen**, er will ihn nur finden – um die Stelle dann auf eine Weise zu behandeln, die den Patienten nicht belastet, sondern lockert und entspannt – und dies vor allem mit Hilfe der Dessertgriffe.

Dessertgriff Nummer eins: von Seite zu Seite

Darunter versteht man ein kräftiges Schütteln des Fußes von einer Seite zur anderen, was den Blutkreislauf fördert, die Schmerzempfindlichkeit lindert und die Muskeln an Knöchel und Wade lockert. Legen Sie Ihre beiden Hände an die Fuß-Seiten (Abb. 156). Die Stellen unterhalb der Finger sollten dabei mit den Fußseiten genau unterhalb der Zehen in Berührung sein.

Mit einer kräftigen Bewegung bearbeiten Sie jetzt den Fuß vorwärts und rückwärts und belassen Ihre

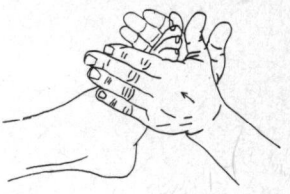

Abb. 156

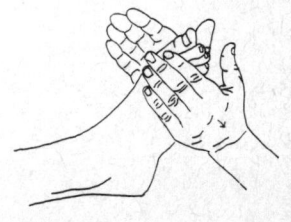

Abb. 157

Hände dabei in der Ausgangshaltung. Bewegt sich die rechte Hand fort, so zieht die linke Hand den Fuß zu Ihnen, und umgekehrt. Es handelt sich um eine rasche Schaukelbewegung, bei der Sie jedoch Ihre Hände so locker und entspannt wie nur möglich halten sollen. Vermeiden Sie es, den Fuß stärker zu bewegen, als das Ihrem Patienten angenehm ist. Allzu sehr dürfen Sie Ihren Griff aber auch nicht lockern, sonst gleiten Ihre Hände am Fuß aus und der Dessertgriff verliert seine Wirkung. (Abb. 157).

Dessertgriff Nummer zwei: Knöchelhaken

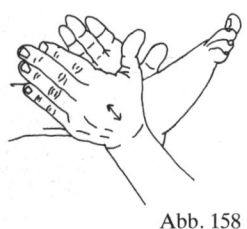

Abb. 158

Bei richtiger Anwendung hat dieser Griff eine außerordentlich entspannende Wirkung. Dabei müssen Sie beide Handflächen in den hinteren Fersenseiten derart »einhaken«, daß Sie mit den Handflächen die Sprungbeine bedecken. Mit einer dem **Seite-zu-Seite-**Griff nicht unähnlichen Schaukelbewegung rollen Sie den Fuß vorwärts und rückwärts, wobei Ihnen das Sprunggelenk als Drehachse dient. Der springende Punkt bei diesem Griff ist die rasche, entspannte Bewegung; die Handflächen bleiben fest rund um die Sprungbeine gelegt. Bei richtiger Ausführung schnellt der Fuß so rasch vorwärts und rückwärts, daß seine Umrisse sich in Ihren Augen verwischen (Abb. 158).

Dessergriff Nummer drei: die Wirbelschwinge

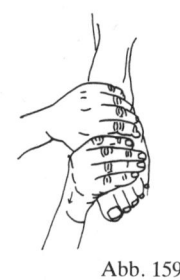

Abb. 159

Dieser Griff hat eine auf wirklich angenehme Art spannungslösende Wirkung. Umschließen Sie den Fuß mit Ihren Händen derart, daß Daumen und Zeigefinger nebeneinander liegen; dabei sollen die Daumen auf der Fußsohle sein und die Finger am Fußrücken Ihre Hände sind so plaziert, daß beide Daumen und beide Zeigefinger einander berühren und der Fuß von der Innenseite, d. h. vom Rist her, gepackt wird (Abb. 159).

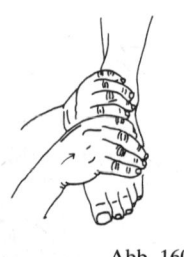

Abb. 160

Jetzt drehen Sie die Hand, die den Zehen zunächst liegt; die andere bleibt in Ruhestellung. Mit der Drehhand machen Sie eine vorwärts-rückwärts-Bewegung (denken Sie dabei an Wäsche-Auswringen, wobei eine Hand allein sich dreht). Achten Sie dabei auf einen gleichmäßig verteilten Greif-Druck, der gerade kräftig genug sein soll, daß Ihnen der Fuß nicht entgleitet (Abb. 160).

Beginnen Sie die Wirbelschwinge im unteren Bekkengebiet. Machen Sie einige Drehungen mit der den Zehen zunächst liegenden Hand und halten Sie die andere Hand ruhig. Dann rücken Sie mit beiden Händen etwas näher an die Zehen heran und wiederholen den Vorgang. Fahren Sie auf diese Weise fort (d. h. also Greifen – Drehen – Vorrücken, Greifen – Drehen – Vorrücken usw.), bis der Zeigefinger der Dreh-Hand das Zehengrundgebiet erreicht hat. Vor dem eigentlichen Zehengebiet machen Sie Halt. Drehen Sie niemals beide Hände gleichzeitig. Hier geht es darum, den Fuß rund um das Gebiet der Wirbelsäule zu drehen oder zu schwingen, und **nicht** darum, dem ganzen Fuß ein Gefühl zu geben, als würde er gewrungen. Sie können die Wirbelschwinge so oft wiederholen, wie Sie wünschen.

Dessertgriff Nummer vier: Knöchelkreisen

Aufgabe dieses Griffs ist es, eine präzise Methode für das Knöchelkreisen zu bieten. Einfach den Fuß in die Hand nehmen und drehen wäre zu einfach, das würde nichts nützen, und es wäre auch nicht die richtige Art einer Drehung des Sprunggelenks.

Fassen Sie mit der linken Hand den rechten Fuß rund um den Knöchel, und umgekehrt. Mit den Fingern umfassen Sie die Ferse, so daß der Daumen mitten im lymphatischen Gebiet auf dem Fußrücken zu liegen kommt. Achten Sie auf einen gleichmäßigen Greif-Druck. Mit der anderen Hand packen Sie den Fuß an der Innenseite unterhalb des Großzehengrundes und achten Sie auch beim Halten auf gleichmäßigen Druck. Jetzt lassen Sie den Fuß um volle 360 Grad kreisen und benutzen dabei die Hand, die die Ferse hält, als Drehachse. Versuchen Sie dabei, zu spüren, was das Sprunggelenk tut. Bewahren Sie während jeder Kreisbewegung gleichmäßigen Druck. Kreisen Sie in beiden Richtungen. Fassen Sie die Zehen nicht an. Achten Sie auf ruhige, entschiedene Kreisbewegungen (Abb. 161).

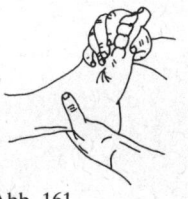

Abb. 161

Dessertgriff Nummer fünf: Lungenpresse

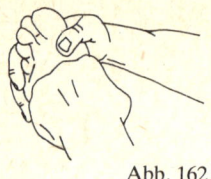

Abb. 162

Dieser Griff ist fast schon ein Kunstgriff. Er sieht vielleicht einfach aus, verlangt aber einiges an Koordination und Fingerspitzengefühl. Bei richtiger Ausführung wirkt er wunderbar entspannend, besonders bei Menschen mit Beschwerden im Lungenbereich. Machen Sie eine Faust. Für den rechten Fuß ballen Sie die linke Faust. Plazieren Sie die Faust auf die Fußsohle im Lungengebiet, so, als würden Sie den Fuß boxen wollen (Abb. 162). Die rechte Hand schmiegen Sie leicht um die Lungenregion auf dem Fußrücken, und zwar so, daß die Finger oben sind und ganz leicht über den äußeren Fußrand vorragen. Drücken Sie mit der Faust gegen den Fuß und benutzen Sie die rechte Hand als Bremsblock. Dann verringern Sie den Druck, pressen mit der rechten Hand und stoßen den Fuß damit zur Faust zurück. Jetzt ist die Faust der Bremsblock (Abb. 163). Die Verbindung dieser beiden Stoß-Bewegungen mit dem Pressen der rechten Hand erzeugt eine Art Knet-Wirkung. Das Ziel ist eine gleichmäßige, wellenförmige Bewegung. Denken Sie an eine Welle, die sich an der Küste bricht. Die Hände antworten einander mit Stoß-Bewegungen. Die Hand auf dem Fußrücken hat es dabei am schwersten, da sie gleichzeitig stoßen und pressen muß.

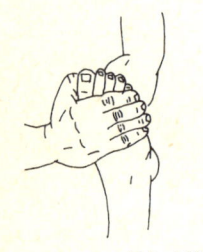

Abb. 163

Dieser Griff darf keineswegs grob ausgeführt werden. Seine Aufgabe ist es, den Ballen auf eine für den Patienten angenehme Art zu bearbeiten. Nach einiger Praxis werden Sie durch diese Technik bald eine überaus beruhigende Wirkung ausüben.

Für den linken Fuß wechseln Sie die Hand. Falls ein entzündeter Fußballen im Weg ist, kann man auch die jeweils andere Hand verwenden.

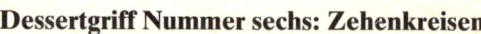

Dessertgriff Nummer sechs: Zehenkreisen

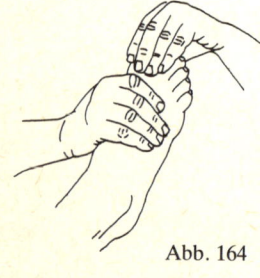

Abb. 164

Das **Zehenkreisen** ist in seinen Grundzügen dem **Knöchelkreisen** verwandt. Das Ziel ist das gleiche für die Zehen wie für die Knöchel beim Knöcheldrehen.

Legen Sie die Finger auf eine Zehe (Abb. 164). Die Fingerkuppen sollten fast bis an den Zehengrund heranreichen. Nun drehen Sie die Zehe mit festem, gleichmäßigem Druck langsam und ruhig um volle 360 Grad; und dies mehrere Male in beiden Richtungen.

Im Mittelpunkt unserer Aufmerksamkeit steht die Großzehe, aber auch die kleineren Zehen kann man auf diese Weise kreisen lassen. Im allgemeinen läßt man die Zehen des rechten Fußes mit den Fingern der rechten Hand kreisen, und umgekehrt. Bei richtiger Ausführung ist dieser Dessertgriff beruhigend und sehr wirkungsvoll.

Dessertgriff Nummer sieben: der federnde Gang

Wenn Stress der Goliath unter den Ursachen körperlicher Beschwerden ist, dann ist der **federnde Gang** der David, der ihn besiegt. Besonders wirkungsvoll ist dieser Griff im Sonnengeflecht/ Zwerchfellbereich auf der Fußsohle (Abb. 165), man kann ihn aber auch für die Zehen (Hals, Kopf/ Nebenhöhlen) und die Lymphe/Leistengegend verwenden.

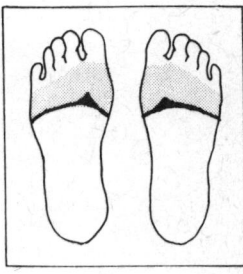

Abb. 165

Der **federnde Gang** beschreibt sich selbst: es ist eine leichte, rhythmische Bewegung im **Daumengang**. Das Ziel ist es, das zu behandelnde Gebiet ganz leicht und rasch zu begehen.

Beim **federnden Gang** über das Sonnengeflecht/ Zwerchfell-Gebiet geht es nicht darum, die Reflexpunkte selbst zu treffen. Um die gesamte Zone zu erfassen, beginnen Sie unten beim Sonnengeflechtbereich und gehen **federnd** herauf zur Lungenregion. Vertiefungen und Mulden lassen Sie ganz links liegen. Arbeiten Sie leicht und gleich – mäßig und mehrmals hintereinander durch das ganze Gebiet von unten nach oben. Da diese Zone der wichtigste Stauungsraum für körperlichen Stress ist, sollte sich die Wirkung dieses Griffs sofort auf dem Gesicht Ihres Patienten abzeichnen. Beobachten sie seinen (oder ihren) Gesichtsausdruck, um herauszufinden, welche Stellen – und welche Griffe – beim **federnden** Gang am angenehmsten sind (Abb. 166).

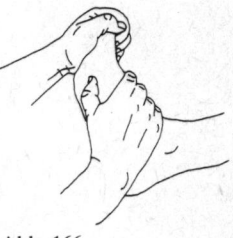

Abb. 166

Gehen Sie **federnd** und leicht mit dem Daumen über die Zehen, und machen Sie dabei nur rasche, fast

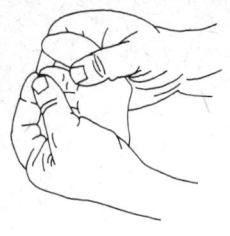

Abb. 167

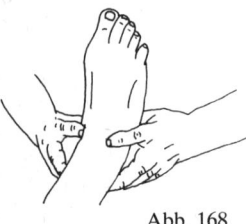

Abb. 168

zärtliche Bewegungen. Kurze oder dicke Zehen sind nicht leicht mit dem Daumen zu behandeln – in diesem Fall plagen Sie sich nicht damit ab, sondern gehen Sie seitlich hinauf oder suchen Sie nach anderen geeigneten Gebieten. Denken Sie daran: es geht vor allem darum, den Patienten auf wohlige, angenehme Art zu lockern und zu entspannen (Abb. 167).

Auch die Lymphe/Leistengegend und das Beckengebiet am Fuß können Sie **federnd** begehen. Das Lymphgebiet ist sehr empfänglich für rasche Striche, die auch mit den Fingern gemacht werden können. Zum Abschluß bestreichen Sie überhaupt das ganze Gebiet mit raschen, feinen **Federstrichen** mit den Fingern (Abb. 168).

Dieser Dessertgriff erfordert etwas Zurückhaltung. Fußzonentherapeuten setzen Behandlungsfortschritt oft mit dem Abbau von Ablagerungen gleich; dazu braucht man natürlich immer wieder unterschiedlichen Druck. Oft kommt es aber vor, daß Schmerz oder Empfindlichkeit, die sich als Hindernis zwischen den von Ihnen ausgeübten Druck und jene Ablagerungen schieben, direkt auf Verspannung oder Stress zurückzuführen sind. Fünf Minuten **federnder Gang** können den Patienten so nachhaltig entspannen, daß die Füße dadurch für den Druck der normalen Techniken weniger empfindlich werden.

Der oberste Grundsatz der Fußzonentherapie bleibt nach wie vor: ein entspannter Patient wird die Behandlung nicht nur genießen, sondern auch davon profitieren.

3 Die Behandlung

Die Zusammenstellung der Techniken zu einem zusammenhängenden Behandlungsablauf ist selbst schon ein integraler Teil der Fußzonentherapie. Die Techniken (Kapitel 2) zeigen uns, wie wir jedes einzelne Gebiet am wirkungsvollsten behandeln. Ziel der Behandlung ist jedoch die Verbindung der Techniken zu einem geordneten, in sich geschlossenen Ganzen, das nicht nur die besten Ergebnisse bringt, sondern auch dem Patienten ein angenehmes, entspannendes Erlebnis vermittelt.

Der Behandlungsablauf ist eine systematische, wiederholbare Methode der Fußzonentherapie. Wir schlagen vor, jeden Fuß zweimal durchzugehen: beim ersten Mal bearbeiten wir den gesamten Fuß gleich gründlich, beim zweiten Mal konzentrieren wir uns auf individuell verschiedene Schlüsselstellen. Es ist unerläßlich, jedes Gebiet wenigstens einmal durchzugehen, denn die Fußzonentherapie ist eine ganzheitliche Methode, die den Körper in seiner Gesamtheit zu erfassen sucht. Würde man bei Schulterbeschwerden z. B. ausschließlich den Schulterbereich behandeln, so würde das eine Vernachlässigung der möglichen Verbindungen zu Kopf und Rücken bedeuten, deren Reflexbereiche damit in Beziehung stehen und die in Verbindung damit behandelt werden sollten. Mit anderen Worten: die Behandlung des gesamten Fußes unterstützt die therapeutischen Bemühungen um jedes einzelne Individualproblem.

Welchen Bereich Sie beim zweiten Behandlungsdurchgang besonders vornehmen, bleibt dagegen Ihnen überlassen. Das ist es eben, was die Fußzonentherapie so interessant macht. Dazu braucht man jedoch Übung und Erfahrung. Sie müssen Ihre Methode immer wieder neu überdenken und überlegen, wo die Stellen sind, deren bevorzugte Behandlung zu den bestmöglichen Ergebnissen führt.

Der richtige Anfang

Es ist gleichgültig, mit welchem Fuß Sie beginnen. Bleiben Sie jedoch bei jedem Patienten bei der einmal eingeschlagenen Reihenfolge. Wichtig ist allerdings, daß Sie den Fuß, mit dem Sie beginnen, auch gleich gründlich durchgehen. Öfterer Wechsel von einem Fuß zum anderen hat für den Patienten keine entspannende Wirkung; außerdem wird es dadurch für Sie selbst schwieriger, sich zu merken, welche Bereiche Sie schon behandelt haben, und was Sie beim zweiten Durchgang besonders berücksichtigen müssen.

Der Umstand, daß Sie jeden Bereich zumindest einmal durchgehen, bedeutet aber nicht, daß Ihr Daumen **nur einmal** mit jedem Bereich in Berührung kommt. Machen Sie durch jedes Gebiet mehrere Durchgänge. Auf dem Behandlungs-Schema auf S. 75 sehen Sie die Bearbeitung der Hypophyse; dabei soll die Drüse nicht nur einmal, sondern mehrmals bearbeitet werden.

Für einen flüssigen Ablauf der verschiedenen Griffe bedienen Sie sich auch der Dessertgriffe (siehe Seite 61). Außerdem ist es wichtig, daß Sie zumindest mit einer Hand immer den Fuß berühren, den Sie gerade bearbeiten; das wird in den meisten Fällen die Haltehand sein, denn die Arbeitshand ist immer wieder unterwegs zu neuen Behandlungsbereichen.

Unser Vorschlag für einen Behandlungsablauf beginnt bei den Zehen und arbeitet sich über den Fuß zur Ferse vor. Diesem Muster-Ablauf müssen Sie aber nicht unbedingt folgen. Entwickeln Sie mit der Zeit den Ablauf, der Ihnen am angenehmsten ist. Vergessen Sie aber nicht, auch die Dessertgriffe einzubauen, und denken Sie daran, daß jeder Bereich mindestens einmal durchgegangen werden muß.

Bleiben Sie am Anfang nicht zu lange bei einer Technik, sonst könnten Ihr Daumen oder Ihre Finger ermüden. Lernen Sie, wie Sie Ihre Technik variieren können, um Ermüdungserscheinungen zu vermeiden. Zeigt z. B. der Arbeitsdaumen Anzeichen von Ermüdung, dann wechseln Sie zu einem Dessertgriff über, oder wechseln Sie die Hand und gehen mit dem anderen Daumen aus der entgegengesetzten Richtung. Mit der Zeit wird Ihre Hand durch Übung kräftiger werden, dann wird dieser Aspekt wahrscheinlich nicht mehr so wichtig sein.

Die Untersuchung des Fußes

Genau wie ein Maler bestimmten Stellen seines Bildes Lichter aufsetzt, so konzentriert sich auch der Fußzonentherapeut auf bestimmte Stellen am Fuß. Der zweite Durchgang bietet die Gelegenheit, sich wichtigen, ausgewählten Stellen besonders zu widmen. Das ist die Untersuchungsphase der Behandlung und ihr eigentliches Herzstück. Ihre Fähigkeit einer richtigen Deutung ist Vorbedingung und Gradmesser Ihrer Erfolge.

Schlüsselstellen sind die unmittelbaren Organ-Bezugsstellen, wie etwa die innersekretorischen Drüsen und die Wirbelsäule (stellvertretend für das Zentralnervensystem), die die wichtigsten Körperfunktionen regulieren. Diese Bereiche überschneiden sich möglicherweise mit den von Ihnen besonders ausgewählten, sie sind aber an sich bereits von derartiger Wichtigkeit, daß Sie sich ihnen auf jeden Fall besonders widmen müssen, ganz unabhängig von den Gebieten, die Sie selbstverständlich auf Grund Ihres eigenen individuellen Untersuchungsergebnisses auswählen.

Das richtige Untersuchungsergebnis verlangt Zeit und Übung. Dazu ist es unerläßlich, ein Problem zu durchdenken; und es ist dabei auf jeden Fall gut, wenn man weiß, wo man nachschlagen und ähnliche Fallgeschichten finden kann. Schließlich ist es Ihr Ziel, mit größtem Einsatz auch die besten Resultate zu erreichen. Bringen die ausgewählten Bereiche im Lauf der Zeit kein Ergebnis, müssen Sie Ihren Behandlungsablauf neu überdenken. Eine Änderung Ihrer Behandlung kann das Ergebnis verbessern. Erforschen Sie jeden Fuß, bleiben Sie offen für neue Einsichten und überprüfen Sie immer wieder Ihre Analyse.

Für die Auswahl von zu bevorzugenden Bereichen gibt es bestimmte Kriterien. Wenn Ihr Patient ein besonderes Anliegen vorbringt, dann schlagen Sie zuerst einmal in der Indikationstabelle nach (Seite 114 bis 149). Wenn Sie das Problem dort finden, beachten Sie auch die Querverweise und die Empfehlungen in Bezug auf die Technik. Finden Sie es dort nicht, dann schlagen Sie im Anatomischen Teil nach und informieren sich allgemein über die betreffende Körperpartie. Dann untersuchen Sie die angegebene Zone ganz besonders gründlich und vernachlässigen Sie auch die Seiten und den Fußrücken nicht. Die Tabelle zeigt Ihnen nur, wo Sie anfangen können. Die Reaktionen der Füße selber sind Ihnen aber ein viel verläßlicherer Führer. Symptomatische Beschwerden sind schließlich oft recht irreführend, und es kommt vor, daß die eigentliche Wurzel des Übels mit den Symptomen kaum zusammenhängt.

Und nun einige *Leitlinien*, wie Sie erfolgreich mit Beschwerden umgehen, die in der Tabelle nicht aufscheinen: Denken Sie immer an Stress als eine mögliche Wurzel von Beschwerden (siehe Seite 26). Stress spielt bei fast allen körperlichen Leiden eine Rolle. Bearbeiten Sie wiederholt den Bereich Sonnengeflecht/Zwerchfell, und zwar mit dem **federnden Gang** (siehe Seite 65). Stoßen Sie irgendwo auf eine Stauung oder Empfindlichkeit, gehen Sie auch den gesamten Fuß nach ähnlichen Stellen durch. In diesen Stellen kann die Wurzel des eigentlichen Übels liegen, oder wenigstens ein Hinweis darauf.

Der Tastbefund als Hilfe

Zur Untersuchung gehört auch die Beobachtung von Staugebieten an den Füßen. Solche Stauungen bestehen aus Ablagerungen von Kalzium oder Lymphflüssigkeit (siehe Seite 29). Stauungen müssen immer behandelt werden, ganz gleich, wo sie auftreten. Aber nicht alle Bereiche, die einer Behandlung bedürfen, weisen Stauungen auf, so daß Sie die zuvor angegebenen Leitlinien für die Untersuchung immer im Auge behalten müssen.

Die Entwicklung der Fähigkeit, Veränderungen in Beschaffenheit und Zustand eines Fußes zu erkennen, ist wesentlicher Bestandteil im Training jedes Fußzonentherapeuten. Manche Kalziumablagerungen wie etwa jene an der Zehenbasis, sind hart und daher vom Knochen kaum zu unterscheiden; andere dagegen sind weich und schwammig.

Ebenso wie für die Techniken und Griffe in der Fußzonentherapie braucht man zur Entwicklung dieses Gespürs für Stauungen Übung, und in diesem Fall zudem eine gute Beobachtungsgabe. Vergleichen Sie Ihre eigenen Füße mit den Füßen eines Freundes, und untersuchen Sie die Zehen. Fühlen Ihre Zehen sich genauso an wie die Ihres Freundes? Tasten Sie nach Schwellungen. Haben beide Fußpaare die gleiche Art von Schwellungen und an den gleichen Stellen?

Stauungen aufzuspüren ist notwendig nicht um Ihren Patienten zu beunruhigen, sondern weil Stauung in einem bestimmten Bereich auf eine Blockade hindeutet, die aufgelöst werden muß. Sie muß im Zusammenhang mit der gesamten Zone gesehen und behandelt werden.

Untersuchung nach Systemen

Verschiedene Gesundheitsstörungen betreffen oft ganze Körpersysteme. Sie sind allgemeinen Kategorien zuzuordnen, weil sie sich selten auf eine bestimmte Stelle beschränken. Zu diesen Systemen gehört das Hormonsystem (innersekretorisch), der Verdauungsapparat, das Nervensystem, das kardio-vasculäre System (Blutkreislauf), das Lymphsystem, die Atmungsorgane, die Harnwege, die Fortpflanzungsorgane, das Knochen- und das Muskelsystem.

Der Patient wird oft bereits mit einer ärztlichen Diagnose zu Ihnen kommen; in diesem Fall können Sie in einem medizinischen Lexikon nachschlagen, welches Körpersystem dabei betroffen ist. In anderen Fällen wird es notwendig sein, das betroffene System erst aus der Natur des Problems, so wie es der Patient beschreibt, zu identifizieren.

So müssen Sie z. B. sämtliche Reflexbereiche des Verdauungssystems überprüfen, wenn in einem der zu diesem System gehörenden Bereiche ein Problem auftaucht. Folgende Tabelle ist zur Zuordnung vielleicht nützlich:

Die Knochen- und Muskelsysteme umfassen den ganzen Körper. Viele diesbezügliche Probleme werden von Stress verursacht. Ist ein bestimmter Muskel oder Knochen in Mitleidenschaft gezogen, dann nutzen Sie entweder die Bezugszonen (siehe Seite 22) und/oder finden den entsprechenden Bereich am Fuß. Dazu ist oft längeres Suchen erforderlich.

Das Knochensystem als Stütze des Körpers erfordert besondere Aufmerksamkeit. Am Hals treffen Schultern, Arme und Kopf zusammen; überprüfen Sie ihn daher nach Problemen in allen drei Fuß-Bereichen. Der Beckenbereich beeinflußt alles, was sich in diesem Gebiet abspielt (einschließlich Verdauung, Fortpflanzung) und die unteren Extremitäten; dort läßt sich oft Hilfe für oder Ursache von verschiedenen Leiden und Beschwerden des gesamten Gebietes finden.

System	Organe oder Drüsen
Innersekretorisch	Hypophyse, Nebennieerendrüsen, Eierstock/Hoden, Uterus/Prostata
Verdauung	Magen, Gallenblase, Leber, Bauchspeicheldrüse, Dünndarm, Dickdarm
Harnwege	Nieren, Harnleiter, Blase
Fortpflanzung	Eierstock, Gebärmutter, Eileiter (weiblich) Hoden, Prostata (männlich)
Nerven	Wirbelsäule, Gehirn
Kreislauf	Herz, Arterien, Venen
Lymphatisch	Lymphgefäße, Milz, Thymusdrüse
Atmung	Lunge

Untersuchung von speziellen Fußproblemen
Achten Sie auch auf Fußprobleme wie Hühneraugen, Schwielen, verwachsene oder verdickte Zehennägel, entzündete Ballen und verschobene Knochen. Dadurch wird direkter Druck auf bestimmte Bereiche des Fußes ausgeübt, was wiederum die entsprechenden Körperzonen ungünstig beeinflussen kann.
Jedes Fußproblem muß behandelt werden, um negative Wirkungen auf den Körper zu verhindern.

Der Entspannungseffekt
Sie arbeiten stets mit dem ganzen Menschen, nicht nur mit einem Paar Füße. Es ist sehr wichtig, daß Ihr Patient sich während der Behandlung wohlfühlt. Der von Ihnen ausgeübte Druck muß immer auf die Schmerzgrenze Ihres Gegenübers abgestimmt sein. Übrigens wird dieser Druck während jeder Behandlung ja verschiedentlich wechseln. Bestimmte Fußbereiche sind empfindlicher als andere. Entspannung wird ja nicht durch einige wenige Dessertgriffe erreicht. Vielmehr führt erst eine Behandlung, die gerade bis zur Schmerzgrenze geht, aber nicht darüber hinaus, beim Patienten zu jenem allgemeinen Gefühl der Entspannung und des Vertrauens, das er am Ende einer Behandlung haben sollte.

Es gibt verschiedene Möglichkeiten, um zu beurteilen, wieviel ein Patient an Schmerzen verkraften kann. Behalten Sie sein Gesicht im Auge. Die deutlichsten Zeichen von Unbehagen werden Sie an seinem Gesichtsausdruck ablesen können. Auch die Füße selbst können vor Schmerz steif werden oder zucken. Wenn Sie nicht sicher sind, dann fragen Sie, ob Sie nicht zuviel Druck ausüben. Auch wäre die Annahme falsch, daß beide Füße gleich empfindlich sind. Außerdem kann von einer Behandlung zur anderen die Empfindlichkeit variieren. Sie müssen die Wirkung Ihrer Behandlung jederzeit aufmerksam verfolgen.

Denken Sie daran: Ihr Ziel als Fußzonentherapeut besteht darin, alle Bereiche wirkungsvoll zu behandeln – und dem Patienten gleichzeitig ein Gefühl der Entspannung zu vermitteln.

Entspannungsübung (Sonnengeflecht)

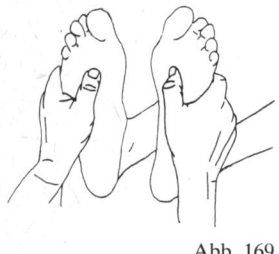

Abb. 169

Diese Übung soll vor allem der Entspannung dienen und eignet sich besonders als Abschluß einer Behandlung. Legen Sie die Finger beider Hände auf beide Fußrücken, um dem Daumen Kraft zu geben. Dann legen Sie den Daumen in die Vertiefung zwischen der Großzehe und der zweiten Zehe unterhalb des Ballens. Das ist der Bereich Sonnengeflecht / Zwerchfell (Abb. 169).

Erklären Sie Ihrem Patienten, daß es sich um eine Entspannungsübung handelt, und bitten Sie ihn, viermal tief zu atmen (oder auch öfter, wenn Sie es für nötig halten), während Sie mit beiden Daumen einen kräftigen Druck nach innen ausüben. Während des tiefen Atmens muß der Druck konstant, aber angenehm bleiben. Gleichzeitig mit dem letzten Ausatmen lockern Sie langsam den Daumendruck. Von entspannender und gleichzeitig beruhigender Wirkung ist es auch, wenn Sie bei dieser abschließenden Übung zusammen mit dem Patienten atmen.

Selbsthilfe-Programm

Hausübungen sind ein festgelegtes Programm von Selbsthilfe-Techniken, durch die Ihr Patient zwischen den Behandlungen bestimmte Bereiche selbst vornehmen kann. Der Wert solcher Hausübungen ist ein doppelter: erstens wird der Patient zu größerem Engagement für seine eigene Gesundheit ermuntert, und zweitens stellt sich rascher ein Erfolg ein. Dabei ist nicht entscheidend, ob der Patient daran interessiert ist, alles über Fußzonentherapie und über die Techniken zu erfahren. Die Techniken sind zwar sicherlich die wirkungsvollste, aber nicht die einzige Möglichkeit, um direkten Druck auf die Füße auszuüben. Diese Techniken können für die Selbsthilfe leicht verändert werden, gegebenenfalls auch unter Verwendung verschiedener Instrumente. Im allgemeinen ist gegen glatte, runde Gegenstände wie Golfbälle oder Fußroller nichts einzuwenden. An fremden Füßen dürfen Sie allerdings niemals ein Instrument verwenden, denn dann läßt sich der Druck nicht mehr kontrollieren. Deshalb ist ja Ihr Daumen das ideale Instrument, denn er kann Ablagerungen finden, er ist weich und biegsam und gleichzeitig fähig, den Druck ständig zu variieren.

Wählen Sie für Ihren Patienten nur eine beschränkte Anzahl von Selbstanwendungen aus, denn Selbsthilfe stellt an seine Zeit wie auch seine Hingabe doch einige Anforderungen. Hausübungen, die nicht klar und eindeutig definiert sind, sind verwirrend und sinnlos. Bleiben Sie mit Ihren Aufgaben auf einem Niveau, das der Patient leicht beherrschen kann (Abb. 170).

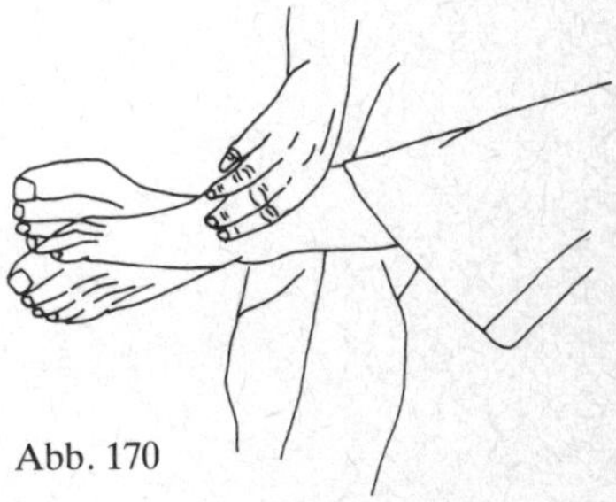

Abb. 170

Empfohlener Behandlungsablauf

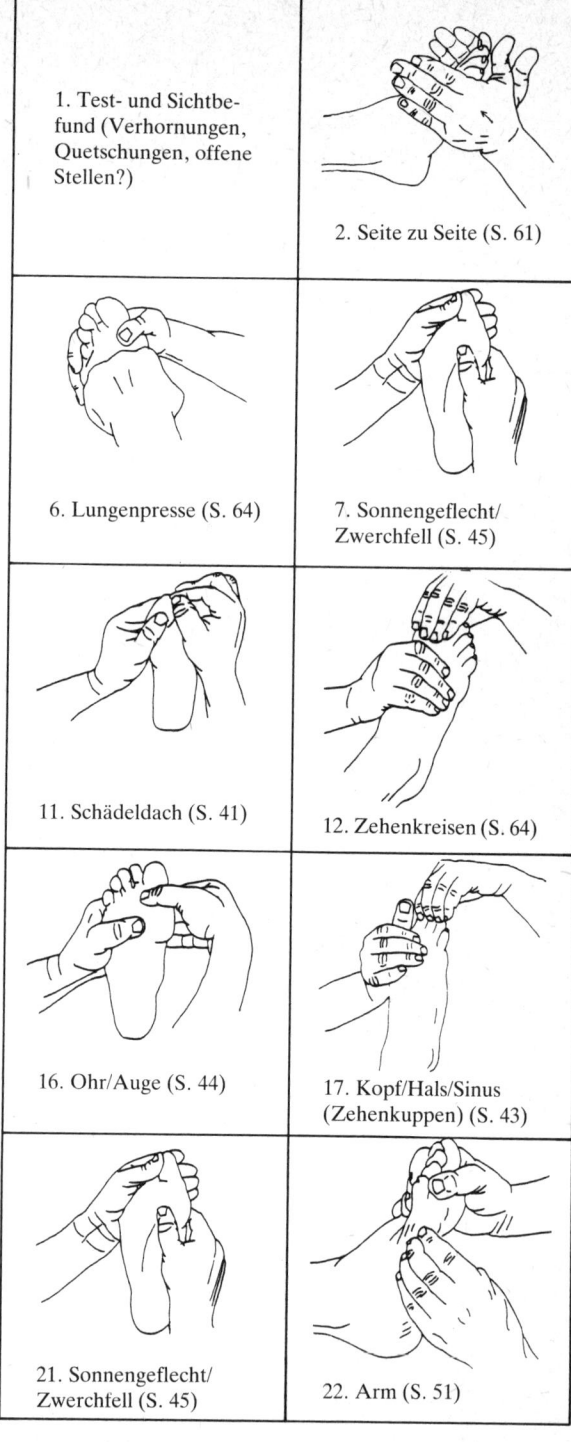

1. Test- und Sichtbefund (Verhornungen, Quetschungen, offene Stellen?)

2. Seite zu Seite (S. 61)

6. Lungenpresse (S. 64)

7. Sonnengeflecht/ Zwerchfell (S. 45)

11. Schädeldach (S. 41)

12. Zehenkreisen (S. 64)

16. Ohr/Auge (S. 44)

17. Kopf/Hals/Sinus (Zehenkuppen) (S. 43)

21. Sonnengeflecht/ Zwerchfell (S. 45)

22. Arm (S. 51)

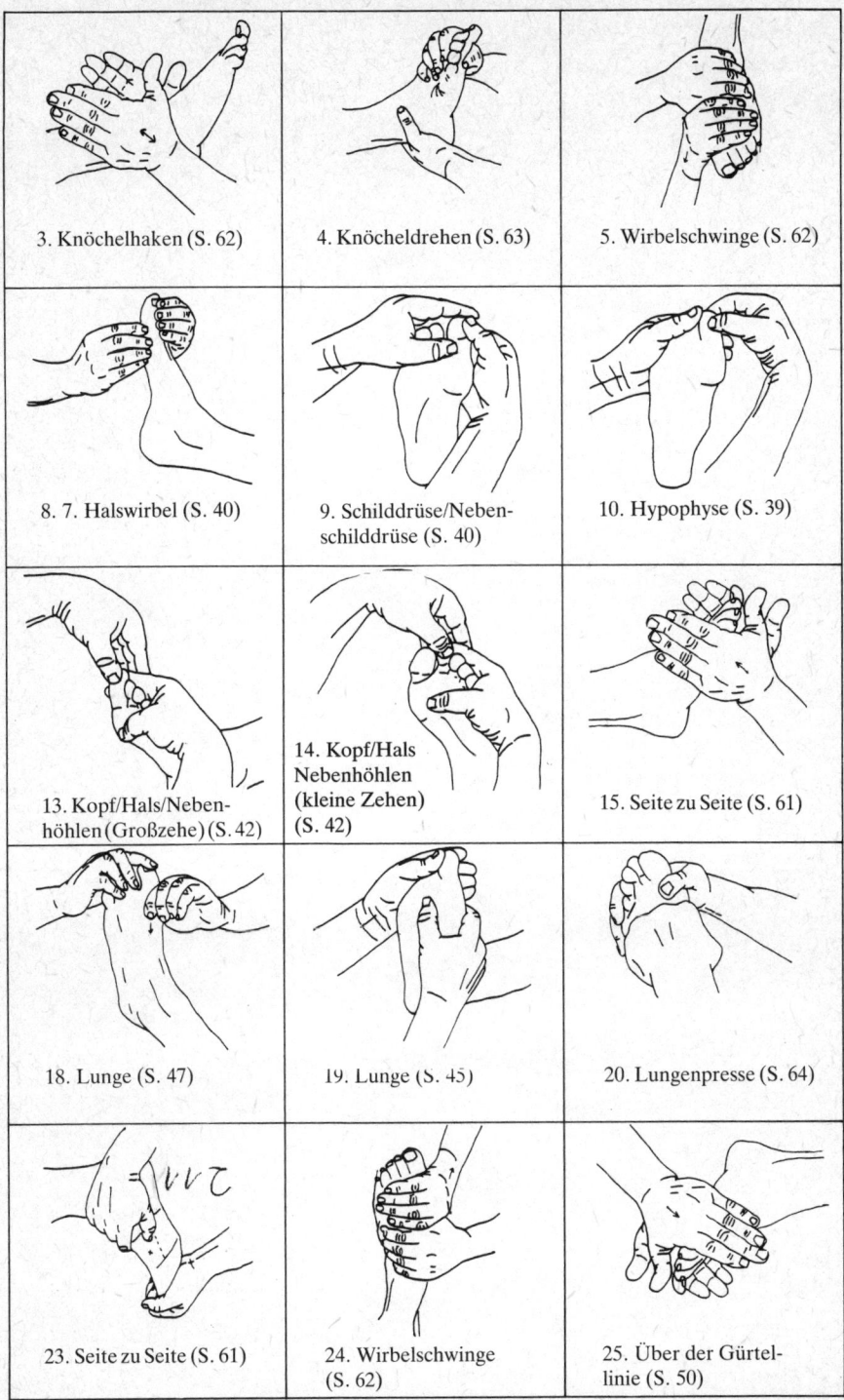

3. Knöchelhaken (S. 62)

4. Knöcheldrehen (S. 63)

5. Wirbelschwinge (S. 62)

8. 7. Halswirbel (S. 40)

9. Schilddrüse/Neben-
schilddrüse (S. 40)

10. Hypophyse (S. 39)

13. Kopf/Hals/Neben-
höhlen (Großzehe) (S. 42)

14. Kopf/Hals
Nebenhöhlen
(kleine Zehen)
(S. 42)

15. Seite zu Seite (S. 61)

18. Lunge (S. 47)

19. Lunge (S. 45)

20. Lungenpresse (S. 64)

23. Seite zu Seite (S. 61)

24. Wirbelschwinge
(S. 62)

25. Über der Gürtel-
linie (S. 50)

Empfohlener Behandlungs- ablauf

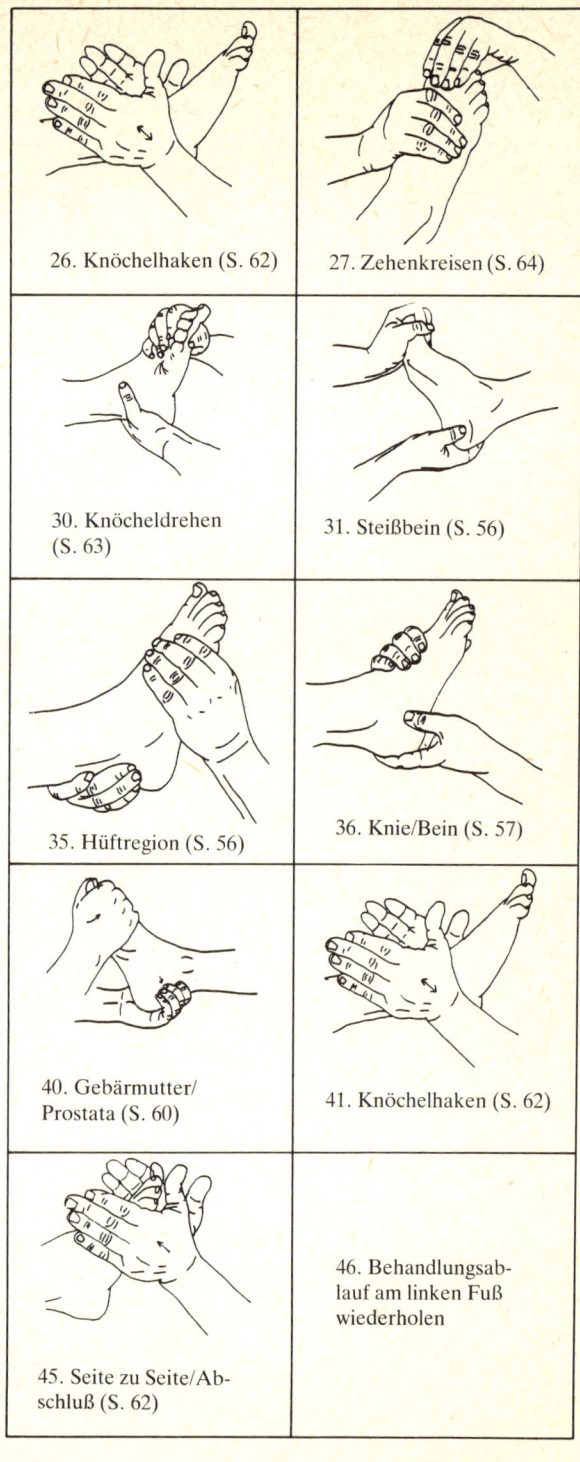

26. Knöchelhaken (S. 62)

27. Zehenkreisen (S. 64)

30. Knöcheldrehen (S. 63)

31. Steißbein (S. 56)

35. Hüftregion (S. 56)

36. Knie/Bein (S. 57)

40. Gebärmutter/ Prostata (S. 60)

41. Knöchelhaken (S. 62)

45. Seite zu Seite/Ab- schluß (S. 62)

46. Behandlungsab- lauf am linken Fuß wiederholen

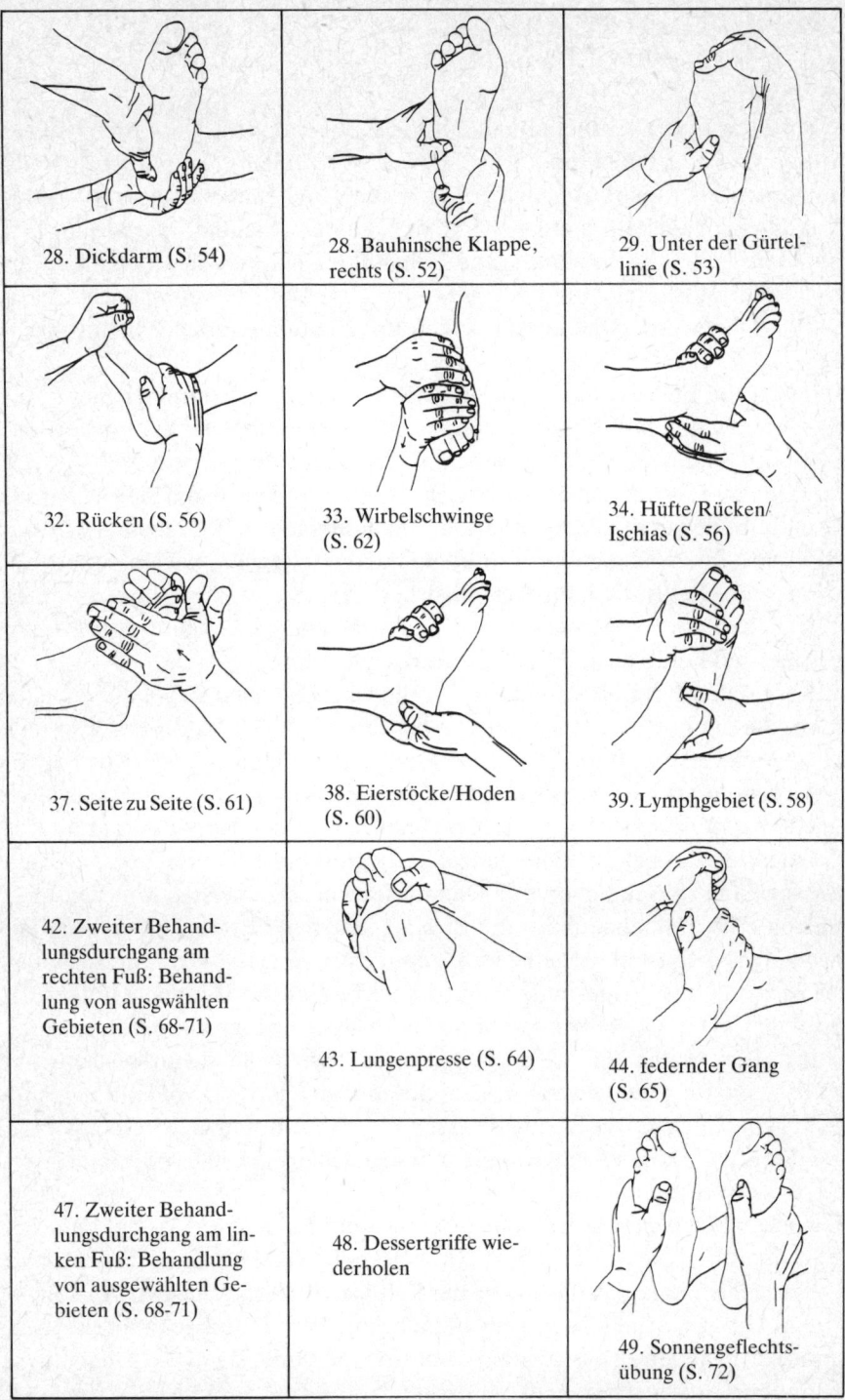

28. Dickdarm (S. 54)	28. Bauhinsche Klappe, rechts (S. 52)	29. Unter der Gürtellinie (S. 53)
32. Rücken (S. 56)	33. Wirbelschwinge (S. 62)	34. Hüfte/Rücken/Ischias (S. 56)
37. Seite zu Seite (S. 61)	38. Eierstöcke/Hoden (S. 60)	39. Lymphgebiet (S. 58)
42. Zweiter Behandlungsdurchgang am rechten Fuß: Behandlung von ausgwählten Gebieten (S. 68-71)	43. Lungenpresse (S. 64)	44. federnder Gang (S. 65)
47. Zweiter Behandlungsdurchgang am linken Fuß: Behandlung von ausgewählten Gebieten (S. 68-71)	48. Dessertgriffe wiederholen	49. Sonnengeflechtsübung (S. 72)

4 Der Fußzonentherapeut

Ob Sie die Fußzonentherapie haupt- oder nebenberuflich ausüben wollen: Bestimmte Leitlinien und Regeln sind unerläßlich, für Ihr berufliches Image als Therapeut wie auch zur Sicherheit und zum Schutz sowohl Ihrer Patienten als auch Ihrer eigenen Person. Die Fußzonentherapie verlangt Systematik und Selbstdisziplin; jede Behandlung muß ernst genommen werden. Wenn Ihre Behandlungen gut organisiert und wohl durchdacht ablaufen, dann gewinnen Sie in den Augen Ihrer Patienten mehr Glaubwürdigkeit.

Obwohl die Fußzonentherapie unter Physiotherapeuten immer mehr Anhänger gewinnt, wird man ihr doch noch längere Zeit skeptisch begegnen, z. B. von Seiten der Krankenkassen. Auch unter Ihren Verwandten und Bekannten und Ärzten werden sich noch Zweifler finden. Wenn Sie andere mit den Methoden der Fußzonentherapie bekanntmachen wollen, dann wird die Reaktion Ihres Gegenübers vor allem davon abhängen, wieviel Selbstvertrauen und Selbstdisziplin Sie selbst besitzen. Sie werden wahrscheinlich nicht jeden überzeugen können; aber umfassende Sachkenntnisse werden die meisten Leute dazu bringen, Sie ernst zu nehmen.

Im folgenden Kapitel besprechen wir die verschiedenen Regeln und Leitlinien, die ein Fußzonentherapeut zu beachten hat. Als besonders wesentlicher Punkt erscheint uns, daß Ihnen selbst ganz klar sein muß, was Fußzonentherapie ist – und was sie **nicht** ist; was sie leisten kann – und was sie **nicht** leisten kann. Zerbrechen Sie sich nicht allzu sehr den Kopf darüber, ob Ihr Gegenüber wirklich voll und ganz alles begreift, was Sie ihm sagen; bieten Sie ihm statt dessen lieber eine Demonstration. Die meisten Menschen genießen eine Fußbehandlung. Es ist eine ganz neue Erfahrung für sie, und zwar eine, die fast immer eine lockernde, entspannende Wirkung ausübt.

Es ist zweifellos verlockend, einige der verblüffenden Heilungserfolge aufzuzählen, die jeder Fußzonentherapeut in seinem Repertoire hat; aber sie sind, offen gestanden, wirklich manchmal fast unglaubwürdig – obwohl wahr – und für viele schwer zu akzeptieren. Seien Sie also vollkommen ehrlich, geben Sie zu, was Sie nicht wissen, sagen Sie Ihrem Gegenüber genau, was Sie leisten können und was nicht, und machen Sie keine wie immer gearteten Versprechungen.

Schon jetzt zeichnet sich in der öffentlichen Meinung ein Wandel ab: die Fußzonentherapie wird nicht mehr belächelt, sondern ernst genommen. Denken Sie daran, daß das Image der Fußzonentherapie auch von Ihnen abhängt. Um den Schaden, den ein »Sonderling« mit einer sogenannten Praxis anrichtet, wieder zu reparieren, bedarf es der intensiven Anstrengungen von zehn seriösen Therapeuten.

Hauptregeln

Wir führen jetzt die Regeln in der Reihenfolge ihrer
Wichtigkeit an. Das soll nicht heißen, daß die zuletzt
angeführten nicht auch wichtig sind; wir möchten
nur die zuerst angeführten besonders betonen.

Ein Fußschaubild ist eben nur ein Fußschaubild und
nicht mehr. Es sind zu viele komplexe Faktoren
zu berücksichtigen, als daß jemand anfangen dürfte,
Doktor zu spielen – einzig und allein auf der Basis
seiner Kenntnis der Reflexzonen am Fuß. Die Fußzonentherapie kann zwar unter Umständen ein ver-
blüffend präzises Bild vom Gesundheitszustand
eines Menschen geben, doch ist eben leider auch
eine Fehlinterpretation jederzeit möglich. Ihre Rolle besteht **nicht** darin, ein bestimmtes Leiden zu dia-
gnostizieren, sondern sie besteht in einer Verbindung von Beobachtung und Behandlung, die zum
Erfolg führt – und zwar **unabhängig davon, was Sie
oder Ihr Patient für sein Problem halten.** Der Vorzug der Fußzonentherapie liegt eben darin: sie führt
zum Erfolg – auch ohne Diagnose!
Das heißt nun wieder nicht, daß Sie Ihren Patienten
nicht fragen und beobachten dürfen. Wenn Ihnen
z. B. eine schmerzhafte Stelle am Fuß auffällt, dürfen Sie ruhig fragen, ob er vielleicht öfter unter Hals-
schmerzen leide oder ob es ihm manchmal schwer-
falle, den Arm zu bewegen. Aber weiter sollten Sie
nicht gehen. Notieren Sie sich die Antworten. Diese
Auskünfte werden Sie zu jenen Stellen am Fuß führen, die besonderer Aufmerksamkeit bedürfen.
Aber achten Sie darauf, daß Ihre Reaktionen nicht
dazu führen, daß Ihr Patient sich wegen seiner Gesundheit noch mehr Sorgen macht, als er das ohnehin schon tut. Erklären Sie ihm, daß schmerzhafte
Stellen häufig vorkommen und daß sie keineswegs
ein Zeichen für irgendwelche chronischen Leiden
sein müssen. Sollte ein Patient Sie direkt über ein
Gebiet befragen, dann erklären Sie, DASS SIE
KEINE DIAGNOSEN STELLEN KÖNNEN.
Aber erklären Sie ihm die fraglichen Stellen und ihre

**Stellen Sie keine
Diagnosen!**

79

möglichen Bezüge zu den Körperzonen. Und denken Sie daran, daß Ihre Bemerkungen immer nur die Beobachtungen eines Therapeuten sein können, niemals die Diagnose eines voll ausgebildeten Mediziners.

Verordnen Sie nichts!

Eine der größten Versuchungen in der Fußzonentherapie liegt in der Verbindung der Behandlung mit Ernährungsberatung (z. B. Vitamine, Mineralien, Diät usw.). Der Drang zum Diagnose-Stellen geht oft Hand in Hand mit der Versuchung, das beste und wirkungsvollste Heilmittel zu verordnen. Zusammengenommen können diese beiden Dinge genau den gegenteiligen Effekt von dem haben, was Sie und Ihr Patient erreichen wollen; ja, die Ergebnisse können geradezu katastrophal sein. Nehmen wir z. B. an, Sie erklären einem Patienten, seine Leber sei nicht in Ordnung, und verordnen ihm dann die entsprechenden Vitamine oder eine Diät für Leberkranke. Sollten Sie sich im ersten Punkt geirrt haben, dann ist offensichtlich auch der zweite nichts als Zeit- und Geldverschwendung für alle Beteiligten. Sie dürfen Ihre Beobachtungen höchstens als Ihre eigenen MEINUNGEN ausgeben. Sie können z. B. sagen: »Es wäre vielleicht gut, wenn Sie mehr Wasser trinken würden« – und nicht: »Ich empfehle Ihnen, täglich acht Glas Wasser zu sich zu nehmen.« Sie können z. B. sagen: »Meiner Erfahrung nach ist es günstig, darauf zu achten, daß man mit der täglichen Nahrung die nötige Menge Vitamine und Mineralien zu sich nimmt« – und nicht: »Nehmen Sie täglich zwei Gramm Vitamin C, um Ihre Leberinsuffizienz auszugleichen.« Vermeiden Sie es strikt, jemals irgend jemandem irgend etwas zu verordnen! Wenn Sie jemand um Ihre Meinung bittet, dann antworten Sie, aber bedenken Sie, daß der Patient dazu neigt, alles, was Sie sagen, sehr ernst zu nehmen! Sagen Sie den Patienten nur, was Sie selbst als eindeutige Tatsache sehen; dann sind Sie auf dem besten Weg zu einem erfolgreichen Verhältnis zu Ihren Patienten.

Wir haben einmal von einem Fußzonentherapeuten gehört, der regelmäßig in Zeitungsanzeigen verkündete, er könne Rückenschmerzen und verschiedene andere Leiden erfolgreich behandeln. Mit derartigen Anzeigen kann man sich natürlich leicht sein eigenes Grab schaufeln. Das gedruckte Wort ist mächtig und führt oft zu Stellungnahmen von Medizinern und Gesundheitsbehörden. Sogar bei Geschäftskarten, Anzeigen und Aushängen (z. B. in der Praxis selbst) sollten Sie spezifische Versprechungen für spezifische Heilerfolge vermeiden.

Versprechen Sie niemals spezifische Heilerfolge

Ein guter Therapeut überlegt sich am besten schon vorher sehr gründlich, **was** er Patienten über die Fußzonentherapie sagen will. Erklären Sie stets, daß Sie mit der Fußzonentherapie den Menschen als Ganzes behandeln. Wenn Ihr Patient auf Garantien besteht, dann erklären Sie einfach, daß Garantien nicht Teil dieser Therapie sind, und raten Sie ihm, sich an einen Arzt zu wenden. Zeigen Sie Ihren Patienten, daß die Fußzonentherapie ein System wohldurchdachter Techniken und Beobachtungen ist, mit dem Ziel, den einzelnen zu größerem Interesse und Engagement für seine eigene Gesundheit zu erziehen.

Nachdem Sie wissen, was Sie ihnen **nicht** sagen werden, ist zu überlegen, was Sie sagen sollten. Da wäre zunächst eine präzise Definition der Fußzonentherapie:

Was sagen Sie Ihren Patienten?

Die Fußzonentherapie beschäftigt sich mit den Reflexen an den Füßen, die zu jeder Körperpartie in Beziehung stehen. Die Arbeit an diesen Reflexen beseitigt Verspannungen und hilft dem Körper, selbst sein eigenes Gleichgewicht wiederzufinden.

Als nächstes erklären Sie die Einteilung der Füße (wenn möglich an Hand von Schaubildern). Sie brauchen keine Geheimnisse zu haben. Antworten Sie offen und bereitwillig, wenn Sie danach gefragt werden. Das gleiche gilt für die Techniken. Bemühen Sie sich, durch praktische Anschauung zu informieren, und ermuntern Sie Ihre Patienten, durch ein Selbst-Hilfe-Programm mitzuarbeiten. Das wird am besten gelingen, wenn Sie Ihren Patienten an Ihrem Wissen teilhaben lassen.

Behandlungsleitlinien

Die Fußzonentherapie verlangt, wie jeder andere seriöse Beruf auch, von ihren Adepten Hingabe und harte Arbeit. »Schnellschüsse« führen nicht zum Ziel. Der schnellste Weg zum Erfolg für jedes Paar Füße, das Sie in die Hand bekommen, ist immer der gleiche: geduldige, unermüdliche Anwendung der hier besprochenen Regeln und Leitlinien, zusammen mit einer möglichst perfekten und wirkungsvollen Technik. In jedem Fall geht es um nichts geringeres als um Sicherheit und Wohlbefinden Ihres Patienten. Deshalb eine Zusammenfassung:

Der Sichtbefund

Bevor Sie die Arbeit an einem Paar Füße beginnen, untersuchen Sie sie nach Auffälligkeiten (z. B. Hühneraugen, Schwielen, Druckstellen usw.).
Achten Sie auf den Zustand der Nägel (ob sie z. B. eingewachsen oder rissig sind usw.) In ernsteren Fällen schlagen Sie Ihrem Patienten vor, einen Fußspezialisten zu konsultieren.
Zum Abschluß Ihrer Untersuchung fragen Sie Ihren Patienten nach dem Vorhandensein von Schmerzen oder sonstigen körperlichen Beschwerden, von denen Sie wissen sollten. Hühneraugen und Schwielen müssen behandelt werden (siehe Tabelle Seite 130f., 146f.).

Erkrankte Stellen nicht behandeln!

Unter keinen Umständen dürfen Sie eine irgendwie angegriffene Stelle behandeln. Wenn Sie eine Verletzung oder Quetschung finden, dann behandeln Sie ausschließlich die Umgebung, nicht die Stelle selbst. Für Fußverletzungen gilt das gleiche (Knochenbrüche, Verstauchung, Venenentzündung usw). In solchen Fällen behandeln Sie nicht den Fuß, sondern erklären Ihrem Patienten, daß Sie Bezugszonen mit günstiger Wirkung auf den Fuß selbst behandeln können (siehe Seite 22).

Die Nägel der Geh-Finger und -Daumen dürfen unter keinen Umständen jemals in Kontakt mit der Haut des Fußes kommen. Mit langen Fingernägeln läßt sich keine gute Therapiearbeit leisten, denn bei der richtigen Anwendung der Griffe verursachen lange Nägel auf jeden Fall Schmerzen und sogar Verletzungen der Haut.

Länge der Fingernägel

Der Vorzug der Fußzonentherapie liegt gerade in der Fähigkeit der menschlichen Hand, den menschlichen Fuß zu behandeln. In unserer technologisch orientierten Zeit besteht für uns alle die starke Versuchung, jede Arbeit zu mechanisieren – auch die Fußzonentherapie hat sich dafür anfällig gezeigt. Mit Bohrern, Stöcken, Klammern, Stiften und allen möglichen anderen Instrumenten hat man bereits nach einem »einfacheren Weg« zur Fußtherapie gesucht. **Es gibt jedoch keinen einfacheren Weg und kein einfacheres Instrument als die menschliche Hand.**
Instrumente sind gefühllos. Und ohne Gefühl lassen sich Druck und Hebelwirkung nicht kontrollieren. Verzichtet man jedoch auf diese Kontrollmöglichkeit, dann kommt es leicht zu Verletzungen von Muskeln, Sehnen, Nerven, Knochen oder Haut. Instrumente haben in der Fußzonentherapie nichts zu suchen.

Instrumente

Der Einsatz der Fingerknöchel zu dem Zweck, tiefer in eine bestimmte Stelle am Fuß einzudringen, entspringt einerseits einem Mißverständnis der Grundlagen, andererseits anscheinend der Unfähigkeit, die betreffende Stelle mit den angegebenen Techniken wirkungsvoll zu behandeln. Nun ist es zwar richtig, daß Ihre Hand erst nach längerer Übung kräftig genug sein wird, um den nötigen Druck über mehrere Durchgänge hin auszuüben – aber die Knöchel sind **nicht** der geeignete Ausweg! Mit den Knöcheln kann man genausoviel Schaden anrichten wie mit mechanischen Instrumenten. Bleiben Sie bei der grundlegenden Technik des Finger- und Daumengangs und arbeiten Sie daran, sie immer mehr zu per-

Fingerknöchel

fektionieren und Ihre Hände zu kräftigen, so daß Sie den Druck, wo nötig, variieren und alle notwendigen Punkte sicher und wirkungsvoll treffen können.

Cremes, Lotionen und Gleitmittel

Cremes und Lotionen sind gut geeignet für Massagen, aber nicht für die Fußzonentherapie. Für unsere Zwecke darf die Fußhaut vor der Behandlung **nicht** eingefettet werden. Zwar würde dadurch an manchen Stellen möglicherweise weniger Reibung zwischen Gehfinger und Haut entstehen; dafür würde es aber um vieles schwieriger, den Fuß richtig zu halten, und so ließe sich die Hebelwirkung nicht mehr richtig ausnützen. Der Gehfinger gleitet auf der eingefetteten Haut aus und trifft die Reflexpunkte nicht; durch dieses Ausgleiten geraten auch die Sehnen in Gefahr und könnten verletzt werden. Wenn Ihr Patient **nach** der Behandlung eine Hautcreme wünscht, dann ist dagegen nichts einzuwenden. Bei Fußschweiß kann ein milder Puder verwendet werden.

Druck: wann, wo, wieviel

Es dauert eine Weile, bis man gelernt hat, wieviel Druck an dem einzelnen Fuß für ein bestimmtes Problem angebracht ist. Früher maßen manche Fußzonentherapeuten ihren Erfolg daran, wieviel Schmerz sie verursachten. Heute wissen wir zwar, daß Schmerz unvermeidlich ist und oft ein notwendiger Wegweiser sein kann, sind aber auch zu der Einsicht gekommen, daß eines der wichtigsten Ziele unserer Arbeit die Lockerung und Entspannung des Patienten ist. Daraus hat sich überhaupt erst das Konzept der »Behandlung« gebildet. Wir gehen an jedes Paar Füße mit einem ganz spezifischen, gründlich durchdachten Konzept heran. In der Behandlungsstrategie werden Dessertgriffe (siehe Seite 61f.) dazu eingesetzt. Deshalb ist es so wichtig, daß jeder Therapeut sich des inneren Zusammenhangs zwischen Reflexbearbeitung und Entspannungsgriffen voll bewußt wird. Wird der Druck zu stark, verliert der Patient das Vertrauen zu Ihrer Führung und verkrampft sich aus Angst vor noch größeren Schmerzen. Es ist klar, daß er sich nicht entspannen wird.

Arbeiten Sie sich während jeder Behandlung bis zur Schmerzgrenze heran und geben Sie dann wieder nach. Das Instrument für die Regulierung des Drucks ist die Hebelwirkung (siehe Seite ●). Und denken Sie immer daran, daß der Erfolg nicht über Nacht kommen kann. Im Verlauf einer Behandlungsserie können Sie mit der Zeit den Druck auf die Füße Ihres Patienten verstärken. Versuchen Sie nicht, bei der ersten Sitzung schon alles zu erreichen!!

Eine Behandlung dauert normalerweise zwischen dreißig bis fünfundvierzig Minuten. Ist der Patient nicht völlig gesund, so sind kürzere, aber dafür häufigere Sitzungen zu empfehlen. Das bedeutet nicht, daß die normale Dauer für den Patienten schädlich sein könnte, aber für ein ohnehin bereits belastetes System vielleicht etwas anstrengend. **Dauer der einzelnen Behandlung**

Es gehört zur Aufgabe des verantwortungsbewußten Therapeuten, daß er die Fortschritte seines Patienten von Sitzung zu Sitzung aufmerksam verfolgt und beobachtet. Ältere Menschen mit chronischen Beschwerden werden zur Heilung sehr viel mehr Zeit brauchen als jüngere Menschen mit dem gleichen Problem. In den meisten Fällen werden sich nach vier bis acht Wochen deutliche Fortschritte zeigen. Bei ernsteren Schäden kann es natürlich länger dauern. Worauf es immer wieder und vor allem ankommt, ist eine konsequente und regelmäßige Behandlung. Ein chronisch Kranker braucht wahrscheinlich drei Sitzungen pro Woche über eine längere Zeitspanne. Selbst-Hilfe-Übungen sollten dabei immer wieder empfohlen werden (Seite 73). **Dauer der gesamten Behandlung**

Unter normalen Umständen beginnen Sie am besten mit zwei Sitzungen pro Woche; in manchen Fällen ist größere Häufigkeit angezeigt. Da der Schlüssel zum Erfolg der Fußzonentherapie in der Regelmäßigkeit der Behandlung liegt, ist mit zwei Sitzungen pro Woche immerhin die Gewähr gegeben, daß Ihr Patient etwa alle drei Tage eine volle Therapie erhält. In **Häufigkeit der Sitzungen**

Verbindung mit Selbst-Hilfe-Übungen (siehe Seite 73) sollte diese Einteilung die bestmöglichen Resultate erbringen.

Sobald sich im Verlauf der Behandlung eindeutige Fortschritte zeigen und die Füße Ihres Patienten sich normalisieren, kann die Häufigkeit der Behandlungen nach Belieben herabgesetzt werden.

Reaktionen

Gelegentlich kommt es nach einer Behandlung bei einigen Patienten zu Reaktionen; das kann sich als allgemeines Unbehagen im ganzen Körper äußern, das vorübergehend bis zum Gefühl echten Krankseins gehen kann. Das ist jedoch kein Grund zur Beunruhigung. Beruhigen Sie Ihren Patienten, erklären Sie ihm, daß eine solche Reaktion durchaus normal ist und sicherlich bald vorübergeht. Wenn aber Beschwerden, die zuerst wie eine Reaktion aussehen, nicht bald wieder verschwinden, dann haben Sie vielleicht gar nichts mit der Behandlung zu tun, und Sie sollten Ihren Patienten zu einem Arzt schikken.

Da die meisten Reaktionen durch die plötzliche Freisetzung von Giftstoffen oder Ablagerungen in den Körperkreislauf verursacht werden, kann man eventuell dadurch vorbeugen, daß man bei jedem neuen Patienten (siehe Seite 52) während der ersten Sitzungen das Nierengebiet an jedem Fuß ganz besonders gründlich durcharbeitet. Solche vorübergehenden Reaktionen können durchaus auch bei Menschen vorkommen, die einen vollkommen gesunden Eindruck machen.

Lagerung des Patienten, Haltung und Augenkontakt

Die Füße Ihres Patienten sollten so hoch gelagert sein, daß Sie selbst Arme und Rücken nicht anstrengen. Eine Liege mit verlängerten Fußstützen ist für Patient und Therapeuten wahrscheinlich das bequemste. Setzen Sie sich selbst auf einen Hocker oder kleinen Stuhl, so daß die Füße etwa in Höhe Ihrer Brust sind. In dieser Stellung können Sie auch den Gesichtsausdruck des Patienten im Auge behalten und beobachten, wann der von Ihnen ausgeübte Druck an die Schmerzgrenze herankommt. Jeder

Mensch ist ein einmaliges Individuum und durch direkten Augenkontakt können Sie in dieser Stellung am besten mit den verschiedenen Reaktionsweisen Ihrer Patienten vertraut werden. Falls der Patient aus irgendeinem Grund während der Behandlung auf dem Bauch liegen muß (wegen Krankheit, Lähmung oder in Verbindung mit einer anderen Therapie), so achten Sie darauf, daß der Kopf von einem Kissen gestützt wird; dann müssen Sie auf den Augenkontakt auch in dieser Lage nicht verzichten. Sonst besteht die Gefahr, daß Sie Ihrem Patienten Schmerzen zufügen, ohne es selbst zu bemerken.

Arbeit an bloßen Füßen

Die Behandlung sollte immer an bloßen Füßen durchgeführt werden. Nylonstrümpfe oder auch andere Fußbekleidungen stören und hindern den Arbeitsprozeß. Da manche Patienten das vielleicht nicht erwarten, sollten Sie immer schon vor der ersten Behandlung darauf hinweisen.

Händewaschen

Es ist selbstverständlich, daß Sie nach jeder Behandlung Ihre Hände waschen. Machen Sie es sich zur unbedingten Gewohnheit. Das ist nicht nur hygienisch, sondern trägt auch zu Ihrem seriösen Image bei. Sauberkeit gehört zu Ihrem Beruf.

Vorurteile und Fragen

Es gibt wie über jede Außenseitermethode auch über die Fußzonentherapie falsche Vorstellungen:

Vorurteil: Die Fußzonentherapie ist für Kleinkinder nicht geeignet!

Das stimmt nicht. Die Fußzonentherapie ist für JEDERMANN geeignet! Im Gegenteil, Kinder genießen es sogar sehr, ihre Füße behandelt zu bekommen, denn sie können sich diesem Vergnügen noch ganz ungehemmt und natürlich hingeben. Die Füße von Kleinkindern werden mit nur sehr geringem Druck behandelt; die Behandlung führt oft zur Befreiung von Koliken. Die Technik muß den kleinen Füßchen angepaßt werden. Im allgemeinen ist leichter Druck auf die Fußsohlen angenehm und auch gesundheitsfördernd für Kleinkinder.

Vorurteil:
Die Fußzonen-
therapie ist für
Schwangere nicht
geeignet!

Das stimmt nicht. Bei einer möglichen Fehlgeburt kann die Fußzonentherapie dem Körper höchstens **helfen**, das eigene Gleichgewicht wiederzufinden. Eine Fehlgeburt ist eine Reaktion des Körpers, aber keineswegs eine Reaktion auf die Fußzonentherapie. Unter keinen Umständen hat die Fußzonentherapie jemals den Körper dazu bringen können, etwas zu tun, was er selbst nicht tun wollte.

Vorurteil:
Die Fußzonen-
therapie eignet sich
nicht für Diabetiker

Das stimmt nicht. Insulin-Schock ist die Folge einer unrichtigen Behandlung der Zuckerkrankheit; keineswegs aber einer Behandlung durch Fußzonentherapie, hier ist jeder Zusammenhang ausgeschlossen. Ein Diabetiker muß unter ständiger ärztlicher Kontrolle stehen. Fußzonentherapie kann und sollte bei Diabetikern ebenso angewandt werden wie bei anderen chronisch Kranken, um ihren Körper zur Homöostasis zurückzuführen.

Vorurteil:
Die Fußzonen-
therapie kann einen
Herzanfall
verursachen!

Das stimmt nicht. Eine junge Therapeutin gestand mir einmal, sie habe bei »einem Mann einen Herzanfall ausgelöst«. Wir gingen der Sache nach und erfuhren, daß sie den Betreffenden in der Woche vor seinem Herzanfall einmal behandelt hatte – und deshalb meinte sie, daß sie daran schuld sei! Der Therapeut wird oft Stauungen und empfindliche Stellen in der Brustzone an den Füßen von Herzleidenden finden. Dies allein gestattet jedoch noch keine derartige Diagnose. Zeigt der Tastbefund in diesem Bereich etwas Auffälliges, dann sollte sofort ein Besuch beim Arzt empfohlen werden.

Ist die Fußzonen-
therapie harmlos?

Die Fußzonentherapie selbst ist garantiert vollkommen harmlos und unschädlich; in den Händen eines vernünftigen und behutsamen Therapeuten wird sie diesen Charakter auch nie verlieren. Da ein gewisser Schmerz beim Abbau von Stauungen in den Reflexzonen aber nicht zu vermeiden ist, darf man eben nicht zu rasch und nicht zu grob dabei vorgehen. Wenn Sie als Patient einem Therapeuten in die Hände fallen, der sich um Ihre Schmerzgrenze nicht schert, dann erklären Sie ihm, daß Sie das nicht für richtig halten, und gehen, falls nötig, zu einem anderen.

Jede Fußsohle wird von einer Sehne durchquert, auf die wir besonders achten müssen (siehe Seite 49). Bearbeiten Sie die Sehne nie, wenn sie gespannt ist; wenn nötig, lockern Sie den Haltegriff über den Zehen, um jede Quetschung oder sonstige Beschädigung der Sehne zu vermeiden.

5 Anatomie

Die Fußzonentherapie beruht auf der grundlegenden Annahme, daß der menschliche Körper seine Aufgaben und Funktionen um so leichter erfüllen kann, je besser wir die Beziehungen zwischen den einzelnen Körperpartien und ihren Bezugsgebieten auf den Füßen begreifen. So spiegelt sich z. B. Verstopfung im Bauch-Becken-Bezugsgebiet der Füße; je mehr wir also über die Gebiete von Bauch und Becken wissen, um so größere Treffsicherheit werden wir in unserer Behandlung erlangen. Das gilt natürlich für den ganzen Körper. Um die Einteilung der Fußzonen wirklich zu verstehen, sind gewisse anatomische Kenntnisse daher unerläßlich. Da gesundheitliche Probleme außerdem häufig komplex sind und sich selten auf ein einziges Organ beschränken, kann der gebildete Therapeut sein anatomisches Wissen dazu verwenden, die Beschwerden von mehreren, miteinander in Beziehung stehenden Gebieten her anzugehen.

Dieses Kapitel hat zwei Teile: die **Anatomie**, und eine **Tabelle der Symptome und Indikationsgebiete**. Im ersten Teil besprechen wir anatomische Funktionen und geben kurze Hinweise auf einige charakteristische Symptome und Beschwerden, die damit in Beziehung stehen können; im zweiten bieten wir ein Verzeichnis der Symptome und Beschwerden, mit entsprechenden Vorschlägen, welche Bezugsgebiete auf den Füßen der Therapeut besonders bearbeiten sollte. Die beiden Abschnitte ergänzen einander und sollen gemeinsam dem Therapeuten als Wegweiser für die Behandlung bestimmter Problemgebiete dienen.

Die Notwendigkeit, sich ein grundlegendes anatomisches Wissen zu erwerben, steht durchaus nicht im Gegensatz zu unserer Aufgabe, den Körper als Ganzheit zu betrachten. Die Entscheidung darüber, welche Bereiche der Füße besonders angegangen werden sollen, sind **nicht** von einer medizinischen Diagnose abhängig. Die Versuchung ist groß, mit Hilfe eines allgemeinen anatomischen Wissens, das man sich rasch aneignen kann, eine rasche Diagnose zu stellen – aber ein Fußzonentherapeut darf nie vergessen, daß die Wurzeln seiner Kunst in der Zonentheorie zu finden sind. Die Zonentheorie ist holistisch, d. h. sie sieht den Körper als Ganzes; daher gibt sie auch nicht spezifische, konkrete Antworten in Form einer Diagnose, sondern weist einfach den Weg für Daumen und Zeigefinger des Therapeuten.

Sämtliche Symptome und Beschwerden, die in diesem Kapitel besprochen werden, wurden mit Hilfe der Fußzonentherapie bereits erfolgreich behandelt. Der Grad des Erfolgs hängt von einer ganzen Reihe von Faktoren ab (z. B. wie lange die Beschwerden schon vorhanden waren, von der Häufigkeit der Behandlungen, von der Effizienz der Techniken usw.).

Schautafel

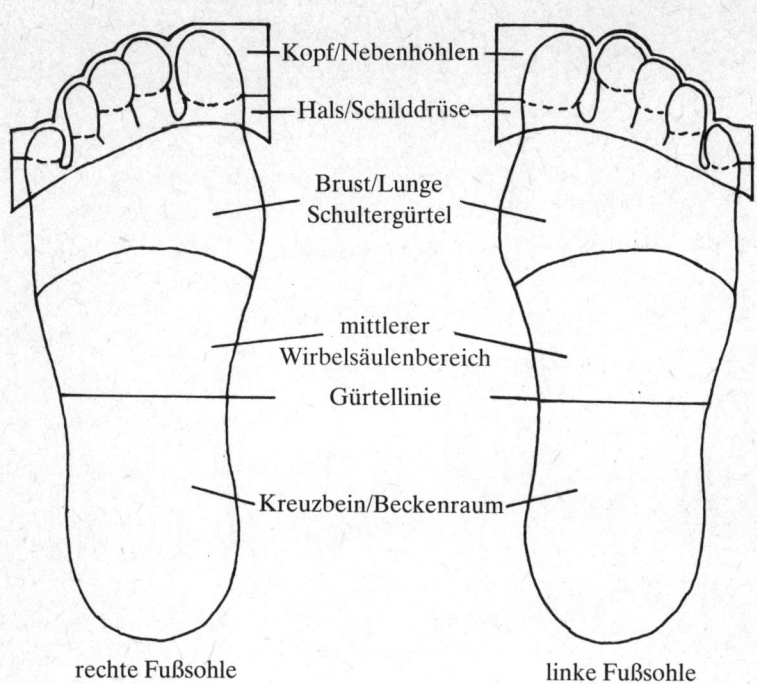

Kopf/Nebenhöhlen

Hals/Schilddrüse

Brust/Lunge
Schultergürtel

mittlerer
Wirbelsäulenbereich

Gürtellinie

Kreuzbein/Beckenraum

rechte Fußsohle   linke Fußsohle

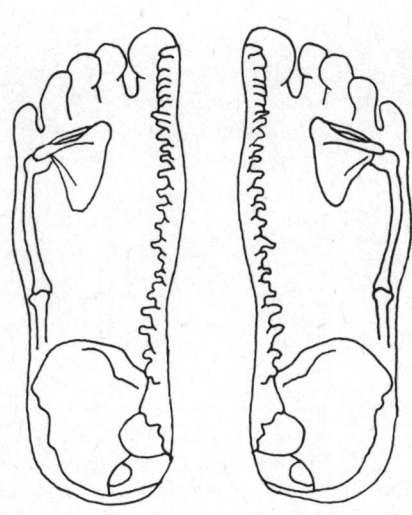

Schautafel

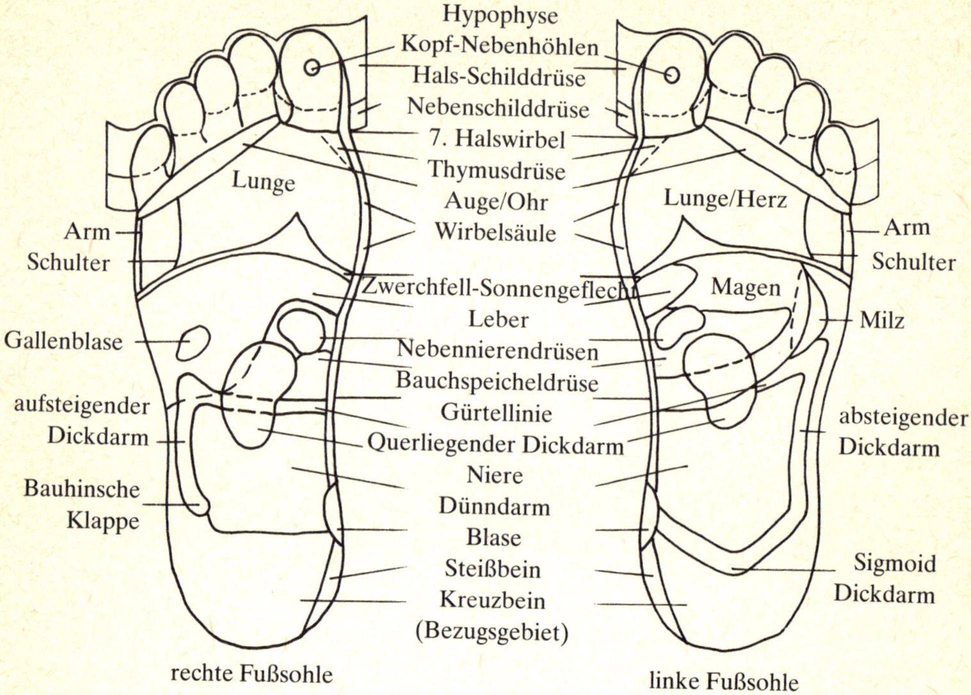

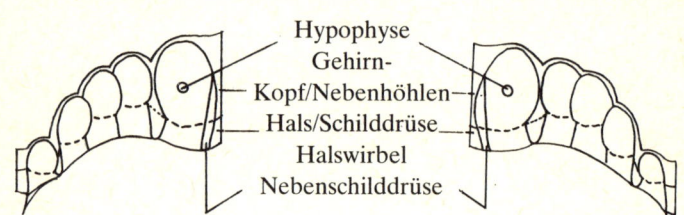

Hypophyse
Kopf-Nebenhöhlen
Hals-Schilddrüse
Nebenschilddrüse
7. Halswirbel
Thymusdrüse
Auge/Ohr
Wirbelsäule

Lunge

Lunge/Herz

Arm
Schulter

Arm
Schulter

Zwerchfell-Sonnengeflecht
Leber
Nebennierendrüsen
Bauchspeicheldrüse
Gürtellinie
Querliegender Dickdarm
Niere
Dünndarm
Blase
Steißbein
Kreuzbein
(Bezugsgebiet)

Magen

Milz

Gallenblase

aufsteigender
Dickdarm

absteigender
Dickdarm

Bauhinsche
Klappe

Sigmoid
Dickdarm

rechte Fußsohle

linke Fußsohle

Hypophyse
Gehirn-
Kopf/Nebenhöhlen
Hals/Schilddrüse
Halswirbel
Nebenschilddrüse

Schautafel

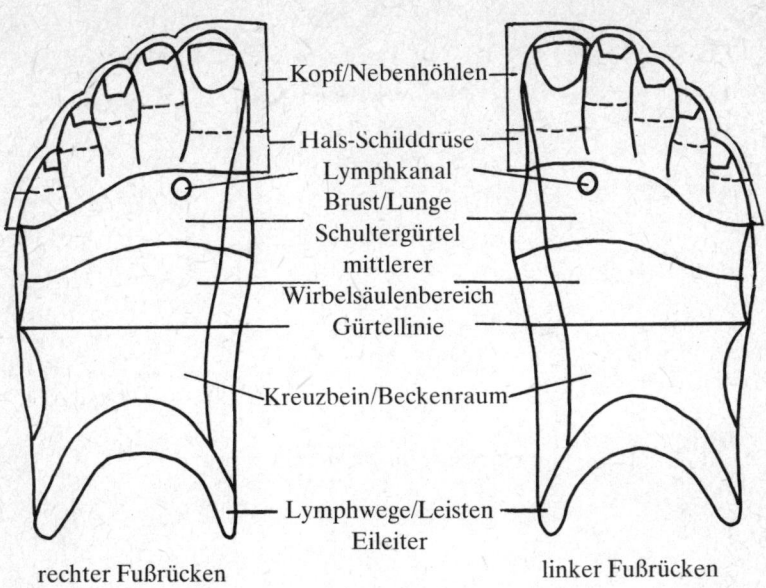

Kopf/Nebenhöhlen

Hals-Schilddrüse
Lymphkanal
Brust/Lunge
Schultergürtel
mittlerer
Wirbelsäulenbereich
Gürtellinie

Kreuzbein/Beckenraum

Lymphwege/Leisten
Eileiter

rechter Fußrücken

linker Fußrücken

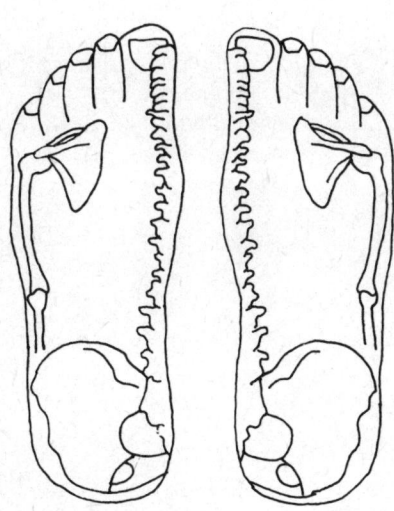

Schautafel

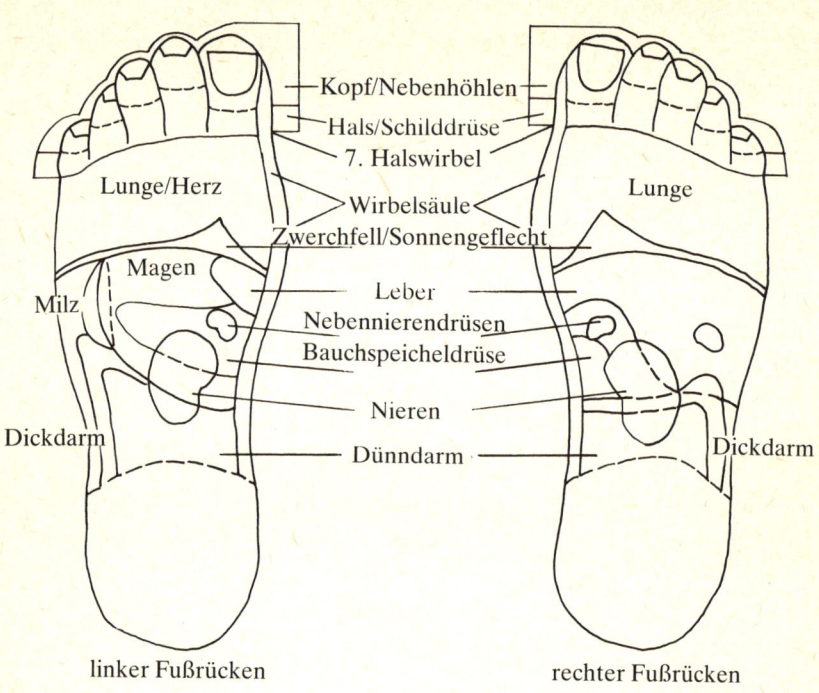

Kopf/Nebenhöhlen
Hals/Schilddrüse
7. Halswirbel
Wirbelsäule
Zwerchfell/Sonnengeflecht
Lunge/Herz
Lunge
Magen
Leber
Milz
Nebennierendrüsen
Bauchspeicheldrüse
Nieren
Dickdarm
Dünndarm
Dickdarm

linker Fußrücken   rechter Fußrücken

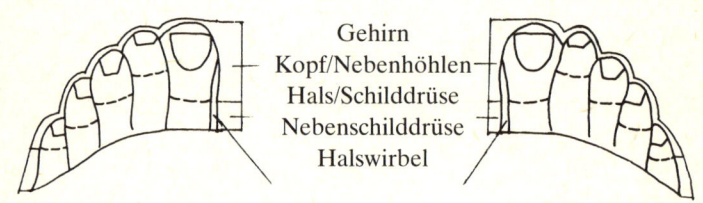

Gehirn
Kopf/Nebenhöhlen
Hals/Schilddrüse
Nebenschilddrüse
Halswirbel

Schautafel

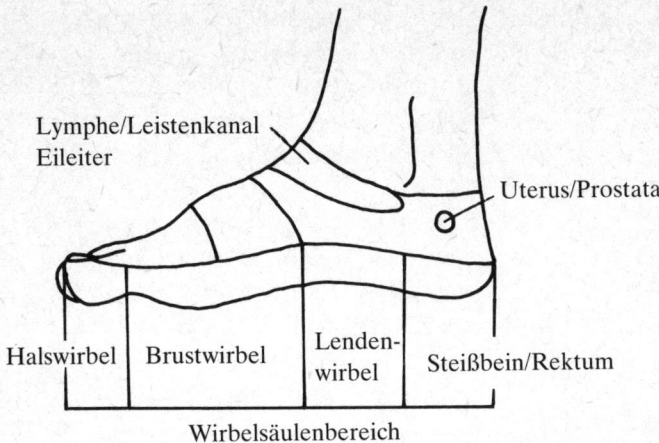

Lymphe/Leistenkanal
Eileiter

Uterus/Prostata

| Halswirbel | Brustwirbel | Lenden-wirbel | Steißbein/Rektum |

Wirbelsäulenbereich

rechte Innenseite

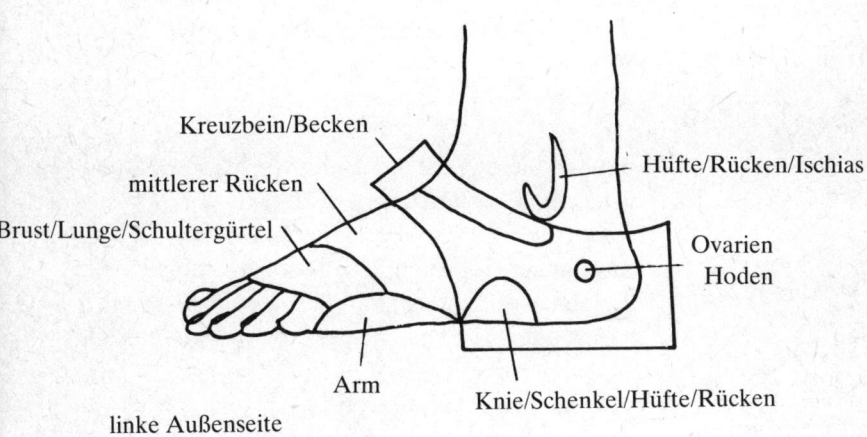

Kreuzbein/Becken

mittlerer Rücken

Brust/Lunge/Schultergürtel

Hüfte/Rücken/Ischias

Ovarien
Hoden

Arm

Knie/Schenkel/Hüfte/Rücken

linke Außenseite

Innersekretorisches System

*Hypophyse/Neben-nieren/Schilddrüse/
Nebenschilddrüse/
Bauchspeicheldrüse/
Fortpflanzungsorgane*

Die innersekretorischen Drüsen fungieren als Regulatoren. Gemeinsam mit dem Zentralnervensystem regeln sie die komplexen Aktivitäten des Körpers. Ihre Boten, die Hormone, übermitteln ihre Botschaften über den ganzen Körper. Es gibt viele verschiedene Hormone mit vielen verschiedenen Funktionen.

Die innersekretorischen Drüsen haben keinen Abfluß nach außen, sie sondern ihre Hormone direkt in den Blutkreislauf ab. Störungen dieser Drüsen können entweder in Überfunktion (Hyperaktivität) oder in Unterfunktion (Hypoaktivität) bestehen. Ernste Störungen können zu Tetanie (Starrkrampf), zur Addisonschen Krankheit, zu Diabetes und Zwergwuchs führen; weniger ausgeprägte Störungen zu Stoffwechselproblemen, zu Störungen in der körperlichen oder sexuellen Entwicklung sowie zu seelischen und ganz allgemein gesundheitlichen Beeinträchtigungen.

Da der Reflex-Therapeut vor allem die Folgen von Stress behandelt (was die Ursache vieler solcher Störungen sein kann), hilft er damit dem Körper, sein hormonales Gleichgewicht wiederzufinden.

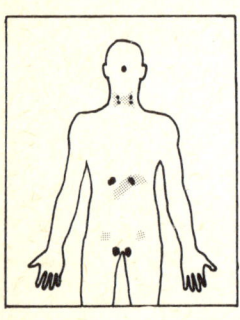

Abb. 171

Hypophyse

Stellen Sie sich die innersekretorischen Drüsen etwa wie einen großen Firmenvorstand vor. Vorstandsvorsitzender wäre die Hypophyse, eine Drüse, die sich an der Gehirnbasis befindet und nur wenige Millimeter Durchmesser hat. Sie erzeugt eine Reihe von Hormonen, die verschiedene Aufgaben erfüllen.

Aufgaben der Hypophyse

Wachstum

Dazu gehört das Wachstum von Knochen und Gewebe. »Wachstum« definieren wir als strukturelles Wachstum (wie etwa bei der Körpergröße). Störungen können zu Riesen- oder Zwergwuchs führen. Der Begriff des »Wachstums« kann sich aber auch auf Gewebe beziehen (wie etwa Tumore). Die Hypophyse ist bei jeder Art von Wachstum beteiligt, sei es normal oder abnormal.

Unter »Stoffwechsel« verstehen wir den Energieumsatz einer Zelle. Auch dafür ist die Hypophyse der wichtigste Regulator; sie überwacht alle anderen Drüsen, die an dem Prozeß noch beteiligt sind. *Stoffwechsel*

Die Hypophyse reguliert die anderen innersekretorischen Drüsen, die Herz- und Körperarterien, den Wasserhaushalt, den Blutdruck, die sexuelle Reife und die Fortpflanzung. *Regulierung*

Funktionsstörungen im Bereich der Hypophyse
Fieber ist eine Abwehrreaktion zum Schutz des Körpers. Wenn die Körpertemperatur zu hoch wird, ist das innere Gleichgewicht gefährdet. Zusammen mit dem Hypothalamus (einer Gehirnregion) ist auch die Hypophyse dafür verantwortlich, wie der Körper mit dem Fieber fertig wird (siehe Tabelle, S. 130). *Fieber*

Die Hypophyse sondert ein Hormon namens Vasopressin ab, das die Zusammenziehung der Arterien reguliert. Da eine Ohnmacht durch ungenügende Blutzufuhr im Gehirn entsteht, spielt daher dieses Hormon, und mit ihm die Hypophyse, dabei eine Rolle. *Ohnmacht*

Schilddrüse

Die Schilddrüse reguliert den Grundstoffwechsel der Körperzellen. Sie ist H-förmig und befindet sich vorne am Hals.

Schilddrüsenfunktionen
Der Stoffwechsel bezieht sich auf die Geschwindigkeit, mit der der Körper die aufgenommene Nahrung umsetzt; die Nahrung wird im Körper verbrannt und Energie daraus gewonnen. Extreme Über- oder Unterfunktion führt nicht nur zu deutlichen Veränderungen des Körpergewichts, sondern auch zu seelischen Beeinträchtigungen. Die Schild- *Stoffwechsel*

drüse produziert Thyroxin, ein Hormon, das fast alle chemischen Reaktionen in allen Körperzellen intensiviert und beschleunigt.

Wachstum und Entwicklung — Ein anderes Schilddrüsenhormon beeinflußt das Knochenwachstum. Den Kalziumgehalt reguliert die Schilddrüse mit dem Hormon Kalzitonin, das die Aufnahme von Kalzium durch die Knochen begünstigt. Dieses Hormon wirkt als Gegenspieler eines Nebenschilddrüsenhormons, welches den Abfluß von Kalzium aus den Knochen ins Blut fördert. Ohne Thyroxin würde das Wachstumshormon der Hypophyse kaum oder nur wenig Wirkung zeitigen.

Funktionsstörungen im Bereich der Schilddrüse

Trockene Haut — Die Schilddrüse ist für eine gesunde Haut verantwortlich. Eine Unterfunktion der Schilddrüse kann zu trockener Haut führen. An ihrer Außenseite besteht die Haut aus trockenen, abgestorbenen Zellen, die ständig abgeschuppt und durch Zellen aus einer unteren, lebendigen Schicht ersetzt werden. Werden diese toten Zellen zu rasch abgeschuppt, dann erscheint die Haut als zu trocken. Das geht direkt auf eine Funktionsstörung der Schilddrüse zurück.

Cholesterin — Die Schilddrüse beeinflußt auch den Cholesterin-Spiegel des Blutes. Cholesterin ist eine fett-artige Substanz, die sich in fast allen Geweben findet, und ist einer der Hauptbestandteile der inneren Auskleidung der Arterien. Ist der Cholesterin-Spiegel zu hoch, dann kann das zu Arteriosklerosis, einer Verhärtung der Arterien, führen.

Nebenschilddrüsen

Die Nebenschilddrüsen liegen in die Schilddrüse eingebettet. Ihre Hormone regulieren den Kalzium- und Phosphor-Spiegel des Blutes. Der Kalzium-Spiegel ist deshalb wichtig, weil er mit der Gerinnung des Blutes, mit der Kontraktion der Muskeln und mit der Nerventätigkeit zusammenhängt. Der

Phosphor des Körpers ist meist mit dem Knochen-Kalzium verbunden, und die Balance zwischen Aufnahme und Ausscheidung von Phosphor steht in engem Zusammenhang mit dem Kalziumhaushalt.

Aufgaben der Nebenschilddrüsen
Die Knochen werden ständig abgebaut und wieder erneuert. Aufgabe der Nebenschilddrüse ist es nun, bei Bedarf Kalzium aus diesem »Reservoir« zu nehmen und in den Körperkreislauf auszuschütten. Dort kann die Kalzium-Konzentration nur dann ihren Zweck erfüllen, wenn sie innerhalb sehr enger Grenzen gehalten wird.

Kalziumspiegel

Störungen im Bereich der Nebenschilddrüsen
Kalzium und Phosphor sind wesentlich an der normalen Tätigkeit von Muskeln und Nerven beteiligt. Störungen der Nebenschilddrüse führen oft zu Verschiebungen im Kalzium- und Phosphor-Spiegel, und dadurch kommt es wieder zu Muskel-Krämpfen, deren gefährlichste Form als Tetanie bekannt ist.

Krämpfe

Nebennieren

Die Nebennieren befinden sich oberhalb der Nieren. Sie haben etwa fünfzig verschiedene Aufgaben, in die auch andere Drüsen mit hineinspielen. Oberster Regulator ist wieder die Hypophyse.

Aufgaben der Nebennieren
Das Adrenalin ist das »Kampf-oder-Flucht«-Hormon. Es stimuliert die Herztätigkeit, schüttet Glukose aus, steigert den Blutdruck und verstärkt die Blutzufuhr der Muskulatur; es macht die Atemwege frei, regt die Atmung an und macht den Körper sozusagen einsatzbereit. Um das zu erreichen, muß allerdings der Verdauungs- und Ausscheidungsprozeß verlangsamt werden, so daß die Blutzufuhr zu allen anderen Organen mit Ausnahme von Herz und Muskeln verringert wird.

Adrenalin-Produktion

Muskeltätigkeit	Die Muskeln von Herz, Arterien und Verdauungstrakt gehören zur unwillkürlichen Muskulatur. Die Nebennieren sondern Hormone ab, die auf diese Muskulatur einwirken. So ist z. B. die Peristaltik (eine wellenartige Kontraktion der Eingeweide) notwendig, um die Nahrung durch den Verdauungstrakt zu befördern. Die Nebennieren müssen den Muskeltonus im Verdauungssystem aufrechterhalten, um eine normale, gesunde Peristaltik zu gewährleisten.
Wasser- und Mineralien-Haushalt	Die Nebennieren scheiden auch Hormone aus, die den Wasser- und Mineralienspiegel regulieren, wovon wieder die Muskeltätigkeit abhängig ist.

Störungen im Bereich der Nebennieren

Entzündungen	Entzündungen sind eine natürliche Abwehrreaktion des Körpers, ein Versuch zur Selbst-Heilung. Die Nebennieren erzeugen eine natürliche Form des Cortisons, welches bei der Bekämpfung von Entzündungen eingesetzt wird. Eine Injektion mit künstlichem Cortison fassen die Nebennieren im allgemeinen als Signal dafür auf, daß bereits ausreichend Cortison im Körper vorhanden ist; daher kann eine Dauerbehandlung mit künstlichem Cortison ernste Nebenwirkungen haben, darunter vor allem eine Beeinträchtigung der natürlichen Drüsenfunktion selbst.
Stress	Die Nebennieren helfen dem Körper bei der Bekämpfung von Stress. Das Cortison ist dazu da, um die letalen Wirkungen von Stress auf lebendes Gewebe abzuschwächen. Kortikale Hormone und Adrenalin sind die wichtigsten Waffen des Körpers im Kampf gegen Ermüdung und Erschöpfung. Erschöpfung setzt die Widerstandskräfte des Körpers gegen Stress bedeutend herab (unter Stress versteht man Verletzungen, Infektionen, negative Umweltfaktoren, psychischen Druck usw.).
Asthma	Da Adrenalin auch die Luftwege frei macht, wird es oft auch bei der Behandlung von Asthma verwendet.

Cortison setzt der Körper auch bei Entzündungen ein, die im Zusammenhang mit Arthritis stehen.

Arthritis

Eine allergische Reaktion ist die Antwort des Körpers auf bestimmte Arten von Nahrung, Kleidung oder andere physikalische Einwirkungen in seiner unmittelbaren Umgebung. Adrenalin und Cortison sind zwei natürliche Waffen des Körpers gegen Allergien.

Allergie

Unter Blutdruck verstehen wir jene Kraft, mit der das Herz das Blut aus seinen Kammern pumpt; beeinflußt wird diese Kraft von der Menge an Adrenalin und Noradrenalin, die von den Nebennieren produziert werden. Adrenalin ermöglicht rasche Kontraktionen in bestimmten Partien des Körpers, und ebenso rasche Entspannung in anderen. Noradrenalin hat vor allem mit Kontraktion zu tun und ist daher vor allem für die Aufrechterhaltung eines normalen Blutdrucks zuständig. Noradrenalin wirkt sich also besonders bei einer Dauer-Stress-Situation aus.

Niedriger Blutdruck

Die Bauchspeicheldrüse

Die Bauchspeicheldrüse (Pankreas) liegt hinter dem Magen auf der Rückseite des Bauches. Diese Drüse hat sowohl innere (die Hormone werden direkt in den Blutkreislauf abgegeben) wie auch äußere (Verdauungssäfte werden durch Ausführungsgänge in den Zwölffingerdarm abgegeben) Sekretion.

Aufgaben der Bauchspeicheldrüse
Die Verdauungsfermente der Pankreas sind alkalisch und neutralisieren die Magensäure. Sie enthalten viele Enzyme, die als Katalysatoren komplexe Substanzen in einfachere abbauen, so daß diese über die Eingeweide in den Blutkreislauf absorbiert werden können.

Verdauung (äußere Sekretion)

Insulin, ein von der Bauchspeicheldrüse erzeugtes Hormon, ist wesentlich zur Regulierung des Blutzuckerspiegels. Glukose ist die wichtigste Energienahrung des Körpers.

Blutzuckerspiegel (innere Sekretion)

Störungen im Bereich der Bauchspeicheldrüse

Diabetes

Wenn die Bauchspeicheldrüse nicht genügend Insulin zur Kontrolle des Blutzuckerspiegels produziert, dann kommt es zur Zuckerkrankheit (Diabetes). Diabetes hat viele ernste Begleiterscheinungen und kann, falls nicht genügend Insulin zugeführt wird, tödlich sein. Wenn die Krankheit nicht behandelt wird, sind meist Augen und Nieren als erstes in Mitleidenschaft gezogen. Die Symptome können sowohl in der Kindheit wie auch im späteren Leben auftreten. Jugend-Diabetes ist noch gefährlicher und noch schwieriger zu behandeln. Die Behandlung besteht im Normalfall aus Insulin-Injektion oder oraler Medikation sowie einer strengen Diät.

Hypoglykämie

Hypoglykämie tritt dann auf, wenn die Bauchspeicheldrüse zuviel Insulin produziert, wodurch der Blutzuckerspiegel plötzlich fällt, was zu schweren Krankheitssymptomen führt; so hat z. B. das Gehirn selbst keine anderen Energiereserven als den Blutzucker. Hypoglykämie führt daher zu Beeinträchtigungen der Gehirntätigkeit. Ein zu niedriger Blutzuckergehalt wird hauptsächlich durch eine entsprechende Diät behandelt.

Keimdrüsen

Sexualhormone

Sämtliche Körperzellen brauchen nicht nur Nährstoffe, sondern auch Hormone. Die von den Keimdrüsen erzeugten Hormone beeinflussen fast jede einzelne Körperzelle. Die Bedeutung dieser Hormone ist während des gesamten Zyklus des menschlichen Lebens spürbar.

Aufgaben der Keimdrüsen

Die Sexualhormone beeinflussen die Fortpflanzung, den Geschlechtstrieb, die Geisteskräfte und die physische Entwicklung.

Störungen im Bereich der Keimdrüsen

Allergien

Die Keimdrüsen erzeugen Hormone, die von den Nebennieren benutzt werden – und umgekehrt. Daher spielen die Keimdrüsen eine wichtige Rolle beim Versuch des Körpers, mit Allergien fertig zu werden.

Störungen der Keimdrüsen-Funktion (z. B. niedrige Samenzahl, blockierte Eileiter, unregelmäßiger Eisprung, unterdrückter Geschlechtstrieb usw.) führen zu Unfruchtbarkeit.

Unfruchtbarkeit

Das Verdauungssystem

Magen
Leber
Gallenblase
Dünndarm
Bauhinsche Klappe
Dickdarm

Das Verdauungssystem nimmt die komplexen Moleküle, aus denen unsere Nahrung besteht, und zerlegt sie in einfachere Bestandteile, die der Körper aufnehmen und für seinen Energiehaushalt auswerten kann.
Der Prozeß beginnt mit der Nahrungsaufnahme und endet mit der Ausscheidung. Das Verdauungssystem ist nichts anderes als ein langer Kanal, dem an verschiedenen Stellen die Sekretionen verschiedener Organe zugeführt werden. Die Hauptorgane sind Magen, Leber, Gallenblase, Bauchspeicheldrüse, Dünndarm und Dickdarm (Abb. 172).

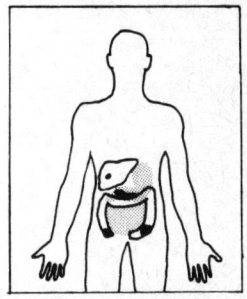

Abb. 172

Der Magen

Der Magen ist jener Teil des Verdauungssystems, der sich zwischen Speiseröhre und Zwölffingerdarm, dem ersten Abschnitt des Dünndarms, befindet. Er ist sackförmig ausgebuchtet. Der Magen ist ein neutrales Organ. Die meisten Magenleiden und -beschwerden haben ihren Ursprung anderswo.

Aufgaben des Magens

In den zwei bis drei Stunden, die die Nahrung im Magen bleibt, wird sie zu einem dünnen Brei verarbeitet. Außer der Absorption von Wasser und Alkohol findet hier keine Nahrungsaufnahme statt. Sobald die Nahrung in den Magen gelangt, wird das Hormon Gastrin ins Blut ausgeschüttet, um die Sekretion von Magensäuren anzuregen.

Verdauung

103

Störungen im Bereich des Magens

Magengeschwüre

Ein Magengeschwür ist eine offene Wunde in der Schleimhaut, die den Magen auskleidet. Emotionale Belastung kann die Säure-Sekretion fördern und zählt fast sicher zu den wichtigsten Ursachen von Magengeschwüren. Bestimmte physische Belastungen (z. B. ausgedehnte Verbrennungen) können die gleiche Wirkung haben.

Die Leber

Die Leber ist die größte Körperdrüse. Sie füllt die obere rechte Seite und Teile der oberen linken Seite des Oberbauches. Die Leber ist ein lebenswichtiges Organ.

Aufgaben der Leber

Entgiftung

Es kommt deshalb häufig zu Vergiftungen der Leber, weil alles, was der Magen aufnimmt, zuerst von der Leber entgiftet werden muß. Die Leber nimmt daher eine viel höhere Giftmenge auf als andere Organe. Viele Medikamente und chemische Substanzen können der Leber bei diesem Prozeß der Körper-Entgiftung Schaden zufügen. Das Gift, das die Leber heutzutage am meisten zu neutralisieren hat, ist der Alkohol.

Verdauung

Im Verlauf des Verdauungsprozesses speichert die Leber Glykogen oder Leberstärke, eine speicherbare Form der Glukose, vermittels welcher sie den Blutzuckerspiegel konstant erhält und verbrauchte Energie sofort wieder auffüllt. Da das Gehirn nichts speichert, stirbt es sofort ab, wenn der Nachschub von der Leber nicht funktioniert. Die Leber speichert auch Eiweiß, Fett, Mineralien und Vitamine zu späterer Verwendung.

Galle

Die Galle wird von der Leber abgesondert, um Eiweiß, Kohlehydrate und vor allem Fett abzubauen, damit sie vom Blutkreislauf absorbiert werden können. Die Galle dient auch als Gleitmittel des Verdauungstraktes.

Die Gallenblase

Die Gallenblase ist in die Leber eingebettet; sie dient als Speicher der Galle, die sie nach Bedarf ausschüttet.

Aufgaben der Gallenblase

Galle sammelt sich in der Gallenblase und wird nach einer schweren Mahlzeit abgegeben. Die aktive Funktion der Gallenblase ist abhängig von Gallensalzen, die in der Leber aus Cholesterin gebildet werden. Galle verwandelt Fette in Emulsionen, die leichter verdaut werden.

Gallenspeicherung

Störungen im Bereich der Gallenblase

Manchmal kommt es zur Kristallisation von Fett-Teilchen (besonders von Cholesterin), die zur Entwicklung von Gallensteinen in der Gallenblase führen.

Gallensteine

Dünndarm

Der Dünndarm beginnt mit dem C-förmigen Zwölffingerdarm, wo die Verdauung der Nahrung fast schon zum Abschluß gebracht wird. Der Rest des Dünndarms ist eine lange, schmale Röhre (knapp 8 Meter lang), ausgekleidet mit einer großen Anzahl kleiner, fingerartiger Ausbuchtungen, Darmzotten genannt, die die Nährstoffe aus der verdauten Nahrung aufnehmen.

Aufgaben des Dünndarms

Unter Peristaltik versteht man die wellenförmige Kontraktion der Muskeln in den Eingeweiden, vermittels welcher die Nahrung durch den Verdauungstrakt geschoben wird.

Peristaltik

Die Nährstoffe werden von den Darmzotten des Dünndarms absorbiert und dann in die Blut- und Lymphgefäße »gepumpt«, die von den Darmzotten fortführen.

Absorption

Die Bauhinsche Klappe

Die Bauhinsche Klappe ist der Durchgang vom Dünndarm zum Dickdarm. Ihre wichtigste Aufgabe besteht darin, einen Rückfluß des Kots vom Dickdarm in den Dünndarm zu verhindern.

Schleim-Regulierung

Störungen im Bereich der Bauhinschen Klappe

Schleim ist eine klare Flüssigkeit, die die Oberfläche von Bindegewebehäuten schützt. Das Gebiet rund um die Bauhinsche Klappe ist für die Schleim-Regulierung zuständig. Ist diese Regulierung gestört, dann kann der Schleim zerfallen und vom Verdauungssystem absorbiert werden. Die Schleim-Regulierung spielt vor allem auch bei Problemen mit Lunge und Nebenhöhlen eine wichtige Rolle.

Dickdarm

Der Dickdarm ist viel weiter als der Dünndarm und nur etwa eineinhalb Meter lang. Er besteht aus dem aufsteigenden, dem querliegenden, und dem absteigenden Dickdarm (mit Sigmoid und Rektum).

Absorption Speicherung

Aufgaben des Dickdarms

Der Dickdarm absorbiert Wasser und Elektrolyte aus dem Kot. Kot wird im Dickdarm gespeichert, bis er ausgeschieden werden kann.

Nieren/Harnleiter/Blase

Die Harnwege

Zu den Harnwegen gehören die Nieren, die Harnleiter und die Blase. Sie sind das wichtigste Ausscheidungssystem des Körpers (Abb. 173).

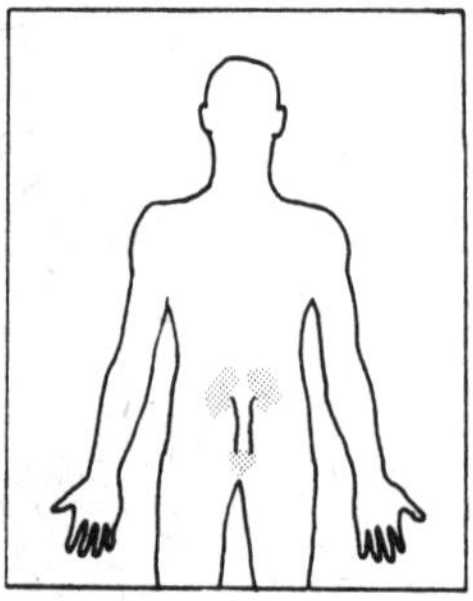

Abb. 173

Nieren

Die Nieren sind die wichtigsten Organe des Harnsystems und befinden sich in der Mitte des Rückens. Sie erfüllen mehrere Funktionen zum Zweck der Flüssigkeits-Regulierung des Körpers wie auch der Blutreinigung.

Aufgaben der Nieren

Die Filter-Tätigkeit der Nieren beginnt mit der Trennung der Flüssigkeit vom Blut. Diese Flüssigkeit wird dann wieder geteilt in Ausscheidungsstoff und lebenswichtige Substanzen, die absorbiert werden.

Haupt-Ausscheider

Die Nieren regulieren den Säure- und Basen-Haushalt der Körperflüssigkeiten; sie regen bei Bedarf die Erzeugung von roten Blutkörperchen an; und sie regulieren die Menge von Salzen und anderen Substanzen im Blut.

allgemein

Die Harnleiter

Die Harnleiter bilden die Verbindung zwischen den Nieren und der Blase. Sie sind enge, elastische Röhren, die der von den Nieren erzeugte Harn passiert.

Die Blase

Die Blase dient als Reservoir. Wenn sie mit Harn gefüllt ist, regen bestimmte Nervenfasern die Entleerung an.

Der Kreislauf

Im allgemeinen kann man sagen, daß der Kreislauf dafür verantwortlich ist, daß Blut und andere Körperflüssigkeiten durch den Körper transportiert werden. Das Herz ist eine Pumpe, die den Blutkreislauf in Gang hält und Nährstoffe, Hormone, Vitamine, Abwehrstoffe, Wärme und Sauerstoff den Organen zuführt und Abfallprodukte abtransportiert.

Das Kreislaufsystem besteht aus Herz, Blutgefäßen (Arterien, Venen und Kapillargefäßen) und dem lymphatischen System. Das lymphatische System dient als Unterstützung des venösen Systems.

Das Herz

Das Herz ist die erstaunlichste Pumpe der Welt. Jeden Tag schlägt oder pumpt es etwa einhunderttausendmal, und zwar pumpt es etwa sechstausendachthundert Liter Blut über eine Entfernung von rund hunderttausend Kilometer Blutgefäße. Das Herz ist ein hohles Muskelorgan, nicht größer als eine geballte Faust, und befindet sich im Brustraum.

Aufgaben des Herzens

Einzige Aufgabe des Herzens ist es, Blut von den Venen in die Arterien zu pumpen.

Die Lungen

Jede Lunge ist ein Netz aus hohlen Röhren und Säkken, die der Luft Sauerstoff entnehmen und Kohlendioxyd dafür abgeben. Die Lungen befinden sich im Brustkorb, und zwar oberhalb des Zwerchfells. Der Atmungsvorgang entsteht dadurch, daß der Zwerchfellmuskel sich nach unten kontrahiert, wodurch die Höhlung des Brustkorbs erweitert und auf diese Weise Luft in die Lungen gesaugt wird.

Milz/Thymus/ Lymphkanäle

Das lymphatische System

Das lymphatische System ist ein Netz von dünnwandigen Gefäßen, die sich in allen Teilen des Körpers mit Ausnahme des Zentralnervensystems befinden. Die Gefäße enthalten die Lymphflüssigkeit, die sämtliche Körperzellen umspült und sie mit den Nährstoffen aus dem Dünndarm nährt. Diese Flüssigkeit wird durch kleine Zellbälle gefiltert, die man Lymphknoten nennt. Solche Knoten finden sich vor allem in den Leisten, den Achselhöhlen und am Hals (Abb. 174).

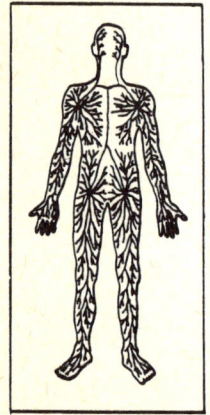

Abb. 174

Bekämpfung von Infektionen

Aufgaben des lymphatischen Systems

Die Lymphknoten sind kleine »Festungen«, wo die Lymphflüssigkeit Bakterien oder sonstige Fremdstoffe ablagert. Die infektiöse Materie wird in diesen

Knoten eingekapselt und dann von den Antikörper erzeugenden Lymphozyten verdaut und aufgelöst. Diese Antikörper sind die wichtigsten Abwehrwaffen des Körpers gegen Infektionen.

Das lymphatische System arbeitet mit dem venösen System zusammen, um die beim Zellstoffwechsel anfallenden Abfallprodukte abzutransportieren. Größere Teilchen, wie z. B. Reste von abgestorbenem Gewebe, Eiweiß-Moleküle und tote Bakterien, können nicht direkt vom Gewebe durch die engen Kapillar-Poren ins Blut übergehen; in diesem Fall nimmt sich das Lymphsystem dieser Materie an.

Abfallbeseitigung

Die Lymphflüssigkeit wird nicht etwa durch eine Pumpe durch den Körper befördert, sondern durch Kontraktionen der umgebenden Muskulatur. Die Lymphflüssigkeit kann sich an Beinen und Füßen stauen, so daß es zu Schwellungen kommt. Ursache dafür können ein verstopfter Lymphknoten sein, ein Herzleiden, zuviel Salz im Essen oder die Nebenwirkung irgendeines Medikaments.

Ödem

Die Milz

Die Milz befindet sich im Bauchraum am linken Rand der Bauchspeicheldrüse, und gehört zum lymphatischen System.

Die Aufgaben der Milz
Die Milz erzeugt Antikörper und filtert die Lymphflüssigkeit auf die gleiche Art wie ein Lymphknoten.

Erzeugung von Lymphozyten

Die Milz entfernt und zerstört fehlerhafte oder deformierte rote Blutkörperchen und bereitet Eisen für die Produktion von Hämoglobin auf. Hämoglobin ist jene Substanz, welche den Geweben Sauerstoff zuführt. Die Milz dient außerdem als Reservoir für die Speicherung von zusätzlichem Blut.

Blutzellen-Kontrolle

Störungen im Bereich der Milz
Die Milz ist an verschiedenen und weitverbreiteten

Störungen des lymphe- und blutbildenden Gewebes beteiligt, wie z. B. an Leukämie, Anämie und Hodgkinscher Krankheit.

Thymusdrüse
Die Thymusdrüse ist eine Lymphdrüse, die sich hinter dem oberen Teil des Brustbeins befindet.

Entwicklung und Reifung des Immunsystems

Aufgaben der Thymusdrüse
Die Thymusdrüse spielt eine entscheidende Rolle bei der Entwicklung des Immunsystems bei Säuglingen. Allem Anschein nach gilt das auch für das spätere Leben des erwachsenen Menschen.

Die Lymphkanäle
Das lymphatische System gibt seine Flüssigkeit in zwei Venen am Halsansatz ab. Was davon nicht mehr gebraucht wird, wird durch die Nieren aus dem Blut genommen und von der Harnblase ausgeschieden. Diese Venen sind wichtig für den Übergang der Lymphflüssigkeit ins venöse System.

Das Zentralnervensystem

Das Nervensystem reguliert im allgemeinen die raschen muskulären und sekretorischen Tätigkeiten des Körpers, während das Hormonsystem (innersekretorisch) vor allem für die langsamen Stoffwechselfunktionen zuständig ist. Das Zentralnervensystem besteht aus dem Gehirn, der Wirbelsäule und den Nerven, die davon ausgehen.

Gehirn und Hirnnerven

Das Gehirn besteht aus zwei Hälften. Die linke Hälfte kontrolliert die rechte Körperhälfte, und umgekehrt. Dieses »Überkreuzen« ist wichtig für den Fußzonentherapeuten, denn es stellt eine wichtige Ausnahme in der Zonentheorie dar. In der Zonentheorie vertritt der rechte Fuß die rechte Körperhälfte, der linke Fuß die linke Körperhälfte. Störungen in der einen Gehirnhälfte zeigen ihre Symptome auf der entgegengesetzten Körperhälfte. Bei einem Schlaganfall zum Beispiel ist die große Zehe auf der der Lähmung entgegengesetzten Seite schmerzempfindlich.

Das Gehirn ist der zentrale Computer, der sowohl die willkürlichen als auch die unwillkürlichen Körpersysteme beherrscht, das heißt also: es kontrolliert das Zentralnervensystem und das innersekretorische System, welche beide gemeinsam wiederum die komplexen Tätigkeiten des gesamten Körpers regulieren. Es gibt zwölf Paar Hirnnerven, die vom Gehirn ausgehend durch die Schädelhöhlen zum Körper ausstrahlen. Einige davon dienen der Sinneswahrnehmung (Geschmack, Geruch, Gesicht und Gehör), die Mehrzahl sind aber motorische Nerven. Der wichtigste aller Hirnnerven ist wahrscheinlich der Vagus; es ist dies der größte Nerv des Körpers und versorgt Herz, Lunge und Bauch-Organe.

Rückenmark und Spinalnerven

Das Rückenmark ist die Fortsetzung des Gehirns unterhalb des Schädels. Es handelt sich um eine Säule aus Nervenzellen, die vom Rückenmarkskanal umschlossen wird, einem Tunnel in der Wirbelsäule. Die vom Rückenmark ausgehenden Nerven sind Kanäle, die Informationen von den peripheren Nerven des Körpers zubringen und andererseits solche an Muskeln und Drüsen weitergeben.

Die Halsnerven sind für Hals und Arme zuständig. Der Thorax-Abschnitt versorgt den Brustkorb mit Nerven. Die Lumbal-Nerven verteilen sich auf die unteren Extremitäten, die Beine und Füße, und die Sakralnerven versorgen die Gegend von Becken und Gesäß.

Die Spinalnerven werden entsprechend der Aufteilung des Rückenmarkskanals Hals-, Brust-, Lumbal- und Sakralabschnitte benannt und numeriert.

Die Wirbelsäule hat sieben Halswirbel, angefangen von der Atlas-Achse (dem ersten und zweiten Halswirbel, die die Drehachse des Kopfes bilden) bis zum siebenten Halswirbel, einem vorstehenden Wirbel an der Nackenbasis.

Der siebente Halswirbel beeinflusst alles bis hinunter zu den Fingerspitzen (siehe Taubheit in den Fingerspitzen, Seite 148.

Unterhalb des siebenten Halswirbels beginnen die zwölf Brustwirbel, die jeder ein Paar Rippen tragen und an der Gürtellinie enden. Die fünf Lumbalwirbel schließen sich an. Von diesem Bereich der unteren Wirbelsäule, wird alles beeinflußt, was sich in dieser Region befindet, so die Keimdrüsen, der Verdauungstrakt und die unteren Extremitäten.

Unter den Lumbalwirbeln schließen sich fünf miteinander verbundene Wirbel an, die zusammen das Sakrum bilden und das Steißbein. Dieser Bereich kann auf viele andere Bereiche ausstrahlen, darunter auch auf den Kopf (so daß es zu Kopfschmerzen kommt).

Der Kopf

Der Kopf enthält das Gehirn, mehrere Sinnesorgane, und Zugänge für Luft und Nahrung. Beschwerden an Gehirn, Augen, Ohren und Nebenhöhlen haben für den Fußzonentherapeuten die größte Bedeutung, weil gerade diese Beschwerden am häufigsten vorkommen.

Die Ohren

Die Ohren empfangen Luft-Schwingungen und übersetzen sie in verständliche Botschaften.
Die äußere Ohrmuschel fängt nur den Klang auf. Der eigentliche Gehörmechanismus liegt wohlverwahrt innen im Kopf.
Der Klang dringt durch einen Tunnel bis ins Mittelohr, wo er sich in einer Membrane, Trommelfell genannt, fängt und dieses zum Schwingen bringt.
An der Innenseite des Trommelfells befinden sich drei sehr feine Knochen, Hammer, Amboß und Steigbügel genannt. Die Schwingungen des Trommelfells bringen nun auch diese Knöchelchen zum Schwingen und übermitteln auf diese Art ihre Botschaft dem Innenohr.
Das Innenohr beherbergt Einrichtungen, die zwei verschiedenen Funktionen dienen: die Schnecke nimmt die Schwingungen auf und übersetzt sie in Nervenreize, und die halbkreisförmigen Kanäle um die Schnecke sind für unseren Gleichgewichtssinn verantwortlich.

Die Augen

Die Augen fungieren wie eine Kamera: sie nehmen das gebotene Bild auf und übermitteln es dem Gehirn.
Eine Linse strahlt gebündeltes Licht ins Auge. Das Licht dringt zum Augenhintergrund und beleuchtet dort ein feines Nervennetz, die Retina oder Netzhaut. Die Netzhaut übermittelt ihre Signale an den Sehnerv, dieser schickt sie weiter über den zweiten Hirnnerv ins Gehirn, wo die Signale zu einem Bild ausgelegt werden.

Das Muskelsystem

Ein großer Teil, nämlich etwa zwei Fünftel, des Körpergewichts besteht aus Muskelgewebe. Es gibt zwei Arten von unwillkürlichen Muskeln: die glatte Muskulatur (in den Wänden von Verdauungs- und Harnwegkanälen, in anderen Hohlorganen und in den Blutgefäßen) und die Herzmuskulatur. Die gestreiften Muskeln gehören zur willkürlichen Muskulatur, sind jedoch auch von unbewußten Reflexen betroffen.

Die Muskeln haben im wesentlichen zwei Funktionen: Anspannen und Entspannen. Die ungestörte Ausübung dieser beiden Funktionen ist wichtig für die Rückkehr des Körpers ins Gleichgewicht. Medikamente, die in bestimmten Situationen eingesetzt werden, um die Muskelkontraktion zu fördern, werden manchmal nicht völlig verarbeitet und führen zu Dauerspannungen. Eine solche Dauerspannung kann das Knochensystem, die Organe, Drüsen und den Kreislauf beeinträchtigen.

Das Knochensystem

Die Knochen des Körpers sind kein statisches Gebäude. Sie speichern fast die gesamten Kalzium-Reserven des Körpers und erzeugen rote Blutkörperchen (und zwar durch das rote Knochenmark).

Das Skelett ist das feste Gerüst, das dem Körper und seinen einzelnen Teilen eine Gestalt verleiht. Es trägt und schützt lebenswichtige Organe, wie das Herz, das Hirn, die Lungen vor Verletzungen, und es ermöglicht in Zusammenarbeit mit den Muskeln, die durch Sehnen an den Knochen befestigt sind, die Körperbewegung.

Indikationstabelle
(mit Vorschlägen für besonders zu behandelnde Bereiche)

Die folgende Tabelle ist ein Führer zu den besonders zu behandelnden Bereichen, die für verschiedene Beschwerden von uns vorgeschlagen werden. Die Kurzverweise sind in der Reihenfolge ihrer Bedeutung angeführt. Diese Tabelle will nur ein Leitfaden sein, keine Diagnose-Hilfe. Wo möglich, soll immer der ganze Fuß behandelt werden.

Erkrankung	Kurzverweis	
Allergien	Nebennieren (S. 48-51) Keimdrüsen (S. 59/60) Hypophyse (S. 39)	
Anämie	Milz (S. 48-51)	
Angina pectoris	Herz (S. 46-48) Nebennieren (S. 48-51) Brustraum (S. 46-48)	

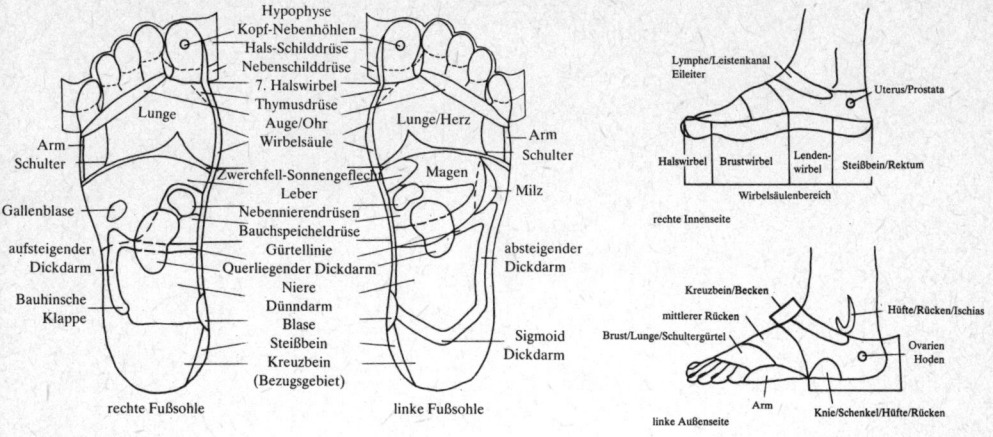

Hypophyse
Kopf-Nebenhöhlen
Hals-Schilddrüse
Nebenschilddrüse
7. Halswirbel
Thymusdrüse
Auge/Ohr
Wirbelsäule
Lunge
Lunge/Herz
Arm
Schulter
Arm
Schulter
Zwerchfell-Sonnengeflecht
Magen
Leber
Milz
Gallenblase
Nebennierendrüsen
Bauchspeicheldrüse
aufsteigender
Dickdarm
Gürtellinie
Querliegender Dickdarm
absteigender
Dickdarm
Bauhinsche
Klappe
Niere
Dünndarm
Blase
Sigmoid
Dickdarm
Steißbein
Kreuzbein
(Bezugsgebiet)

rechte Fußsohle
linke Fußsohle

Lymphe/Leistenkanal
Eileiter
Uterus/Prostata
Halswirbel
Brustwirbel
Lenden-
wirbel
Steißbein/Rektum
Wirbelsäulenbereich
rechte Innenseite

Kreuzbein/Becken
Hüfte/Rücken/Ischias
mittlerer Rücken
Brust/Lunge/Schultergürtel
Ovarien
Hoden
Arm
linke Außenseite
Knie/Schenkel/Hüfte/Rücken

Beschreibung

Mißverstandene Abwehr, Schutzmaßnahme gegen eine Infektion, die gar nicht da ist. Allergie ist eine Überreaktion des körpereigenen Abwehrmechanismus auf bestimmte Arten von Nahrung, Kleidung, Pollen und anderes.

Bei sämtlichen entzündlichen Zuständen, die aus einer derartigen mißverstandenen Mobilisierung des Immunsystems resultieren, spielen die Nebennieren eine wichtige Rolle; übrigens auch die Keimdrüsen, die neben ihrer Funktion in der Fortpflanzung ja auch noch eine innersekretorische Tätigkeit entfalten. Die anderen endokrinen Drüsen werden von den Hormonen der Hypophyse reguliert.

Eisenmangel in den Blutkörperchen. Die Milz spielt als Eisenverwerter eine wichtige Rolle bei der Erzeugung von Hämoglobin. Hämoglobin ist ein eisenhaltiges Eiweiß in den roten Blutzellen und transportiert Sauerstoff von den Lungen in die Körpergewebe.

Schmerzen im Brustkorb, verursacht durch Krämpfe in den Koronar-Arterien des Herzens. Dabei ist der Herz-Bereich sowohl am Fußrücken als auch auf der Fußsohle gründlich zu bearbeiten, mit besonderer Berücksichtigung der Vertiefung zwischen den ersten und zweiten Zehen.

115

Erkrankung	Kurzverweis	
Arthritis	der ganze Fuß Nieren (S. 48-51, 63) Nebennieren (S. 48-51) Sonnengeflecht (S. 45)	
Asthma	Nebennieren (S. 48-51) Bauhinsche Klappe (S. 52/53) Sonnengeflecht (S. 45) Lungen (46-48)	
Atrophie des Sehnervs	Augen (S. 44) Nieren (S. 48-51, 53) Hals (S. 41-43)	
Augenleiden **Augenleiden** *siehe auch* *Sehnervatrophie* *Grauer Star* *Netzhautablösung* *Glaukom*	Auge / Ohr (S. 44) Hals (S. 41-43) Nieren (S. 48-51, 53)	

116

Beschreibung

Ein allgemeiner körperlicher Zustand, der verschiedene Ursachen haben kann, gewöhnlich jedoch mit einem entzündeten Gelenk in Verbindung gebracht wird.

Da es sich um einen allgemeinen Zustand handelt, muß der ganze Fuß bearbeitet werden. Unter Umständen können die Nieren zum verstärkten Abtransport von Abbaustoffen, die sich rund um die Gelenke sammeln, angeregt werden. Wichtig ist auch die Fähigkeit der Nebennieren zur Bekämpfung von Entzündungen. Aus neuesten Studien geht hervor, daß Spannungszustände sich auch auf Arthritis auswirken können. eine Behandlung der Sonnengeflechts-Zone im Hinblick auf eine Entspannung kann vielleicht das Übel an der Wurzel packen.

Allergischer Zustand, verbunden mit Niesen, Husten und Schwierigkeiten beim Ausatmen. Bei Asthma-Anfällen verschreiben die Ärzte Adrenalin. Die Nebennieren erzeugen ihr eigenes Adrenalin, daher muß bei Asthma dieser Bereich besonders bearbeitet werden; der Bereich der Bauhinschen Klappe ist für die Schleim-Kontrolle wichtig. Eine Behandlung der Sonnengeflechtszone löst die Spannung, die einen Anfall oft begleitet.

Degeneration von Nervenfasern, die verschiedene Ursachen haben kann und zu Blindheit führt.

Bei allen Augenbeschwerden muß das Augen/Ohr-Gebiet am Zehengrund gründlich bearbeitet werden. Auch der Hals ist ein hilfreicher Bezugsbereich, und zwar wegen der Blut- und Nervenbahnen, die durch ihn hindurchgehen. Wegen der zonalen Beziehung (siehe Seite 20f.) dienen die Nieren-Bereiche als zusätzliche Unterstützung.

Erkrankung	Kurzverweis	
Ausschlag (Ekzem)	Inner-sekretorische Drüsen (S. 48-51, 59/60) Sonnengeflecht (S. 45) Nieren (S. 48-51, 53) Lymphe (S. 58)	
Blähungen	Sigmoid (S. 54) Sonnengeflecht (S. 45) Darm (S. 50)	
Blasen-beschwerden	Blase (S. 55/56) Niere (S. 48-51,53) Harnleiter (S. 48-51,53)	
Bluthochdruck **Bluthochdruck** *siehe auch Kolitis Magengeschwüre*	Sonnengeflecht (S. 45) Nebennieren (S. 48-51) Nieren (S. 48-51, 53)	

Beschreibung

Ausschlag steht mit trockener Haut in Zusammenhang. Dabei ist oft eine Behandlung von Schilddrüse und Nebennieren von Nutzen. Die Haut nimmt teil am Abbau- und Ausscheidungsprozeß. Eine Bearbeitung der lymphatischen und der Nieren-Gebiete stützt die Haut bei dieser Aufgabe und ist daher oft günstig.

Eine Anhäufung von Gasen in Magen oder Darm.
Das Sigmoid ist durch seine Lage besonders von Blähungen betroffen. An den Füßen sind in diesem Fall das Sigmoid, die Därme im allgemeinen und das Sonnengeflecht zu bearbeiten.

Harn-Reservoir. Das Gebiet von Blase und Becken überschneidet sich und befindet sich am Fuß im Fersen-Hohlraum (siehe Kreuzbein). Schwellungen können auf Störungen in Blase oder Kreuzbein hindeuten. Es empfiehlt sich, das gesamte Harnwegsystem (Nieren, Harnleiter) ebenfalls in die Behandlung einzubeziehen.

Beim Hochdruck wird das Herz gezwungen, mit höherem Druck zu arbeiten, was den Herzmuskel natürlich viel stärker belastet. Dieser Zustand kann zu beschleunigter Arteriosklerose führen (Blockierung der Arterien). Sind jene Arterien blockiert, die das Gehirn versorgen, kann das zu einem Schlaganfall führen. Sind die Arterien, die das Herz versorgen, blockiert, führt das oft zu einem Herzinfarkt. Auch kann Hochdruck allein ein Blutgefäß zum Platzen bringen, und schließlich können die Nieren in Mitleidenschaft gezogen werden. Das Problem ist eigentlich ein zyklisches: Verspannung führt zur Erhöhung des Drucks. Hochdruck ist zunächst eine Alarm-Reaktion, die die Unfähigkeit, zur Homöostasis zurückzufinden, anzeigt (siehe Seite 26). Den Schlüssel zu diesem Problem hat das Sonnengeflecht. Es hat in vielen Bereichen an dieser Alarmreaktion Anteil, indem es sowohl die Nerventätigkeit wie die Muskelkontraktion des Zwerchfells beeinflußt, um mit der Situation fertig zuwerden. Das entsprechende Gebiet am Fuß ist mehrmals durchzugehen. Die Nebennieren sind die wichtigsten endokrinen Drüsen für die Verarbeitung von kurzfristigem wie auch längerfristigem Stress. Ihre Gebiete sind gründlich durchzuarbeiten.

Erkrankung	Kurzverweis	
Brüste	Brustkorb (S. 46f.) Lymphdrüsen (S. 58) Hypophyse (S. 39)	
Depression	innersekretorische Drüsen (S. 48-51, 59/60) Sonnengeflecht (S. 45) Bauchspeichel- drüse (S. 48-51) Kopf (S. 41-43)	
Diabetes (Zucker- krankheit) **Diabetes** siehe auch Hypoglykämie	Bauchspeichel- drüse (S. 48-51) Hypophyse (S. 39) Schilddrüse (S. 40) Leber (S. 48-51) Nebennieren (S. 48-51)	

Beschreibung

Die Brüste können als Teil des lymphatischen Systems angesehen werden, da das gesamte Brust-Gebiet von Lymphknoten durchzogen wird. Die Lymphknoten bauen in der Stillzeit die Fett-Bestandteile der Milch ab, die sonst Infektionen in entferntere Gebiete weitertragen könnten. Weniger Krebsgeschwülste als vielmehr verstopfte Lymphknoten sind die häufigsten Ursachen von Brustknötchen. Zuständig für jede Art von Gewächs, ob bösartig oder gutartig, ist die Hypophyse.

Die Faktoren, die eine Depression herbeiführen, können psychischer oder physischer Art sein. Zu den physischen Faktoren zählen die innersekretorischen Drüsen und ihre Wirkung auf Körperkraft und -aktivität. Auch Verspannung kann zu Depression führen oder eine bereits bestehende Depression verstärken. Stimmungsschwankungen können vielleicht auch auf Schwankungen des Blutzuckerspiegels zurückgehen. Die Kontrolle des Blutzuckerspiegels vermittels Insulin ist Aufgabe der Bauchspeicheldrüse.

Bei dieser Krankheit ist der Körper nicht mehr fähig, den aufgenommenen Zucker (Kohlehydrate) zu verbrennen. Die Ursache ist eine ungenügende Insulin-Produktion. Das Hormon Insulin wird von bestimmten Zellen der Bauchspeicheldrüse erzeugt und direkt ins Blut ausgeschüttet, wo es für den Zucker-Stoffwechsel sorgt. Ist diese Sekretion nicht ausreichend, dann steigt der Blutzuckerspiegel rasch an und führt zu einer Reihe von gefährlichen Symptomen. (Das Gegenteil davon ist Hypoglykämie, siehe Seite 102.) Häufiges Urinieren (als Versuch, die überflüssige Glukose aus dem Blut abzustoßen), Gewichtsverlust (als Versuch, Fett an Stelle von Glukose zu verbrennen) und Atrophie kleinerer Blutgefäße (vor allem in den Augen und Nieren) sind symptomatisch für die Zuckerkrankheit, die auch zu Blindheit und Nierenerkrankungen führen kann. Kreislaufbeschwerden kommen oft erschwerend hinzu. Jugend-Diabetes ist die schwerste Form der Erkrankung.
Die Hypophyse als oberste innersekretorische Drüse beeinflußt die Bauchspeicheldrüse. Auch Schilddrüse, Leber und Nebennieren spielen im Stoffwechsel eine Rolle. Alle diese Gebiete sind gründlich zu bearbeiten.

Erkrankung	Kurzverweis	
Divertikulitis	Dickdarm (S. 52-55) Sigmoid (S. 54) Sonnengeflecht (S. 45) Nebennieren (S. 48-51)	
Emphysem	Lunge (S. 46-48) Bauhinsche Klappe (S. 52/53) Sonnengeflecht (S. 45)	
Fieber	Hypophyse (S. 39)	
Frauenleiden **Frauenleiden** *siehe auch Hysterektomie Unfruchtbarkeit*	Gebärmutter (S. 59/60) Eierstöcke (S. 59/60) Eileiter (S. 58)	

Divertikel sind Säcke, die sich an der Darmwand bilden. Entzündung dieser Säcke führt zur Divertikulitits. Das kommt im Bereich des unteren Dickdarms ziemlich häufig vor. Behandlung: das gesamte Dickdarm-Gebiet am Fuß, mit besonderer Berücksichtigung des Sigmoids; Nebennieren (Entzündung!).

Bei einem Lungen-Emphysem erweist sich das Ausatmen als schwierig und der Lungensack wird unelastisch. Verspannung kann eine der Ursachen sein; überschüssiger Schleim verschlimmert den Zustand. Behandlung: den Lungen-Bereich an den Füßen gründlich durchgehen; die Bereiche Bauhinsche Klappe (Schleim!) und Sonnengeflecht (Verspannung!) ebenfalls.

Steigen der Körpertemperatur in Zusammenhang mit Infektion (auch Symptom anderer Krankheiten). Behandlung: jede halbe Stunde das Hypophysen-Gebiet durcharbeiten, bis die Temperatur fällt; dann erst den übrigen Fuß.

Zu den weiblichen Fortpflanzungsorganen gehören die Gebärmutter, die Eierstöcke und die Eileiter. Häufigste Frauenleiden: Menstruationsschwierigkeiten, klimakterielle Beschwerden und Unfruchtbarkeit. Unfruchtbarkeit kann durch Infektion, blockierte Eileiter, Störung der innersekretorischen Drüsen oder psychologische Ursachen hervorgerufen worden sein. Behandlung: alle Genital-Gebiete und alle innersekretorischen Drüsen (wegen der Wechselbeziehung dieser Drüsen untereinander). Bei Menstruations- und klimakteriellen Beschwerden ist besonderer Nachdruck auf den Gebärmutterbereich zu legen. Unter Hysterektomie versteht man die operative Entfernung der Gebärmutter. Auch nach der Operation soll das Gebärmutter-Gebiet noch behandelt werden, wegen des Narbengewebes und möglicher Verwachsungen.

Erkrankung	Kurzverweis	
Gallensteine	Leber/ Gallenblase (S. 48-51)	
Gehörstörungen **Gehörstörungen** *siehe auch Schwindel Ohrenschmerz*	Auge / Ohr (S. 44) Hals (S. 41-43)	
Genitalstörungen *siehe Frauenleiden, Unfruchtbarkeit, Prostatabeschwerden*		
Geschwüre **Geschwür** *siehe auch Bluthochdruck*	Magen (falls betroffen) (S. 48-50) Sonnengeflecht (S. 45) Zwerchfell (S. 45) Nebennieren (S. 48-51)	
Gicht **Gicht** *siehe auch Nierenleiden*	Nieren (S. 48-51, 53) Zonal-bezügliche Körperstelle	

124

Beschreibung

Kristallisierte Fett-Partikel, vor allem Cholesterin. Die Größe solcher Gallensteine reicht von der eines Samenkorns bis zur Größe einer Zitrone. Je größer sie sind, um so häufiger kommt es zu Beschwerden. Behandlung: gründliches Durchgehen der Leber/Gallenblasen-Gebiete.

Partieller oder totaler Verlust des Gehörs, durch Alter, Unfall, Veranlagung, Berufsschäden oder andere Gründe. Bei einer Verletzung der Mittelohrknochen kann das Gehör kaum noch gerettet werden. Allerdings bleibt das Gleichgewichtsempfinden auch dann noch eine wichtige Funktion des Ohres, wenn das Gehör beeinträchtigt oder verloren ist. Behandlung: Augen/Ohr/Hals-Gebiet.

Hartnäckiger Bruch in Haut oder Schleimhaut, der nicht heilen will; dadurch funktioniert in diesem Gebiet auch der Kreislauf nicht.
Es gibt viele Arten und Stellen von Geschwüren; das häufigste ist das Magengeschwür. Bei Stress ist das Sonnengeflecht beteiligt, allerdings stehen nicht alle Geschwüre mit Stress in Zusammenhang. Bearbeitung der Nebennieren empfiehlt sich sowohl gegen Stress als auch gegen Entzündung. Gegebenenfalls Magen-Bereich am Fuß bearbeiten.

Gicht: ein Überschuß an Harnsäure im Blut, der zu Entzündungen im Gelenkbereich führt. Die Anfälle sind plötzlich und sehr schmerzhaft. Häufig wird die große Zehe von der Gicht befallen, sie kann aber auch an anderen Stellen auftreten. Die Nieren regulieren die Harnsäure im Körper, daher spielt hier das Nieren-Gebiet am Fuß eine wichtige Rolle; auch die Bezugszone an der Hand ist zu beachten.

Erkrankung	Kurzverweis	
Glaukom **(Grüner Star)** **Glaukom** *siehe auch* *Augenleiden*	Auge / Ohr (S. 44) Hals (S. 41-43) Niere (S. 48-51/53)	
Grauer Star	Auge / Ohr (S. 44) Nieren S. 48-51,53) Hals (S. 41-43)	
Hämorrhoiden	Hüften (S. 57) Kreuzbein (S. 54) Sigmoid (S. 54) Sonnengeflecht (S. 45)	
Hals *siehe* *Rücken*		
Harnwegbeschwerden *siehe auch* *Blasenleiden, Nierenleiden, Prostata-beschwerden*		

Beschreibung

Dieses Augenleiden hängt mit verstärktem Flüssigkeitsdruck im Glaskörper zusammen und führt ohne Behandlung zu Blindheit. Schmerzhaft ist es meistens nicht. Heute sind routinemäßige Untersuchungen auf Glaukom bereits üblich, daher wird die Krankheit meist rechtzeitig entdeckt und behandelt. Was für die meisten Krankheiten gilt, gilt auch für ein Glaukom: bereits längere Zeit bestehende Störungen werden erst nach längerer Behandlung wieder geheilt. Behandlung: gründliche Durcharbeitung des Augen/Ohr-Gebietes; ebenfalls Hals- und Nieren-Bereich am Fuß bearbeiten.

Bluthochdruck (siehe Seite 118) stellt sich oft als Nebenwirkung jener Augentropfen ein, mit denen Glaukom behandelt wird.

Grauer Star ist eine Überwachsung der Augenlinse, die dadurch getrübt wird. Das geschieht häufiger im Alter, kann aber auch durch Verletzung entstehen. In seltenen Fällen ist ein Star schon bei der Geburt vorhanden. Je früher man den Star entdeckt, um so größer sind die Chancen einer Behandlung. Besondere Aufmerksamkeit ist hier auf die Augen/Ohr-Reflexzone zu richten. Auch wenn die Linsen ganz überwachsen sind, so daß eine Operation notwendig ist, sollen dieses Gebiet und andere Bezugsgebiete weiterbehandelt werden, dadurch wird der Heilungsprozeß gefördert und die Narbenbildung nach der Operation in Schranken gehalten. Da dieser Bereich in den gleichen Zonen liegt wie die Nierenbereiche, ist jeder Bereich jeweils als Bezugs-Bereich für den anderen zu verwenden. Auch Verspannungen am Hals können zu Augen- und Ohren-Beschwerden führen. Die Halspartien gründlich bearbeiten.

Hämorrhoiden sind Krampfadern im After. Es kann vorkommen, daß der Dickdarm selbst sich nach außen stülpt. Behandlung: Kreuzbein/Steißbein-Gebiet. Dazu gehören alle Bereiche rund um die Ferse (besonders jene Stelle, wo der Schuh auf die Fuß-Rückseite trifft). Nützlich sind oft auch die Fersengebiete an den Sohlen, vor allem das Sigmoid-Gebiet. Verspannung kann an der Ursache beteiligt sein. Sonnengeflecht mit einbeziehen!

Erkrankung	Kurzverweis	
Hautkrankheiten **Hautkrankheiten** *siehe auch* *Ausschlag* *Psoriasis*	Nieren (S. 48-51, 53) Schilddrüse (S. 39/40) Keimdrüsen (S. 59/60) Nebennieren (S. 48-51) Hypophyse (S. 39)	
Heiserkeit	Hals (S. 40-43) Nebennieren (S. 48-51) Lymphatisches System (S. 58)	
Herzleiden *siehe Angina Pectoris*		
Herzanfall **Herzanfall** *siehe* *Bluthochdruck*	Herz/Lunge (S. 46-48) Nebennieren (S. 48-51) Sigmoid (S. 54)	
Heuschnupfen **Heuschnupfen** *siehe auch* *Allergien*	Nebennieren (S. 48-51) Fortpflanzungs- organe (59/60) Hypophyse (S. 39) Kopf / Hals / Sinus (41-43) Bauhinsche Klappe (S. 52/53)	

Beschreibung

Die Haut gilt als Organ. Hautkrankheiten rufen naturgemäß mehr Aufmerksamkeit hervor als Beeinträchtigungen von gleichem Ausmaß an anderen Organen. Die Haut gehört zum Ausscheidungssystem des Körpers; eine schlecht funktionierende Ausscheidung kann zu Unreinheiten der Haut führen.

Wichtig ist das richtige Funktionieren von Nieren und innersekretorischen Drüsen.
Die speziellen Behandlungs-Bereiche hängen von der Art des Hautleidens ab. Bei Akne sind Keimdrüsen- und Hypophysen-Gebiet besonders zu bearbeiten. Trockene Haut und fette Haut hängen mit Schilddrüse und Hypophyse zusammen.

Die erkrankte Stelle im Rachen kann man am Fuß durch sorgfältige Untersuchung von Fußrücken, -sohle und Seiten der Zehen finden. Zu bearbeiten sind auch die Nebennieren (wie bei jeder Infektion).

Verstopfung der Koronar-Arterie oder einer ihrer Verästelungen durch ein Blutgerinnsel, so daß Teile des Herzmuskels nicht mehr mit Blut versorgt werden. Das Herz-Gebiet reicht quer über den Ballen des linken Fußes bis hinüber zu einem Teil des rechten Fußes. Behandlung: Bearbeitung der gesamten Herz/Lungen/Gebiete. Das Herz ist ein Muskel; die Nebennieren stärken den Muskel-Tonus. Das Sigmoid ist ein Teil des absteigenden Dickdarms, der für Gas-Stauungen besonders anfällig ist. Dieser erhöhte Druck kann sich durch den Dickdarm bis hinauf zum querliegenden Dickdarm fortpflanzen und auch noch die Brusthöhle belasten.

Eine allergische Reaktion der oberen Atemwege, ausgelöst meist durch Blütenstaub (Pollen) in der unmittelbaren Umgebung. Behandlung: Kopf/Hals/Nebenhöhlen und Bauhinsche Klappe (Schleim!).

Erkrankung	Kurzverweis	
Hiatus-Hernie (Zwerchfell-Bruch)	Sonnengeflecht (S. 45) Nebennieren (S. 48-51)	
Hoher Blutdruck *siehe auch Bluthochdruck, siehe auch Herzanfall*		
Hühneraugen		
Hüftleiden **Hüftleiden** *siehe auch Rücken*	Lymphe/Leisten (S. 58) Hüftbereich (S. 57) Hüfte/Rücken/ Ischias (S. 57) Knie/Bein (S. 57/58) Kreuzbein (S. 56-58)	

Beschreibung

Zwerchfellbruch an jener Stelle, wo die Speiseröhre durchtritt. Es handelt sich um eine Ausbuchtung der Zwerchfellwand. Das Zwerchfell ist eine kräftige Schicht aus Muskel- und Fasergewebe, die die Brusthöhle vom Bauchraum trennt. Manchmal beklagen sich Patienten über Verdauungsbeschwerden, weil ein Krampf jenes Schließmuskels, der zum Magen führt, die Magensäure bis zur schutzlosen Speiseröhre hinaufspritzen läßt.

Die Speiseröhre verläuft vom Mageneingang nach links, daher ist meistens der linke Fuß in der Sonnengeflecht-Gegend der empfindlichere, man findet hier sogar oft sehr schmerzempfindliche Stellen. Zwerchfell/Sonnengeflecht sind gründlich durchzugehen; die Nebennieren nachdrücklich bearbeiten (Muskel-Tonus!).

Hühneraugen sind eine Reaktion auf Druck oder Reibung und verursachen eine Irritation der Nervenenden. Sie sind mit Vorsicht und Gefühl zu behandeln! Zunächst rund um das Hühnerauge herumarbeiten, um den Kreislauf anzuregen. Dann mehrere leichte Durchgänge. Vorsicht, Schmerzschwelle nicht überschreiten!

Hüftleiden können verschiedene Ursachen haben. Oft liegt die Ursache dafür in der Kreuzbein-Gegend. Hier ist es wichtig, die Gebiete Hüften/Rücken/Ischias, Lymphe/Leisten und Knie/Bein nach empfindlichen Stellen zu untersuchen.

Erkrankung	Kurzverweis	
Hypoglykämie **Hypoglykämie** *siehe auch* *Depression* *Diabetes*	Bauchspeichel- drüse (S. 48-51) Hypophyse (S. 39) Schilddrüse (S. 40) Leber (S. 48-51) Nebennieren (S. 48-51)	
Hysterektomie *siehe Frauenleiden*		
Ischias **Ischias** *siehe auch* *Rücken*	Hüfte/Ischias (S. 57) Lymphe/Leisten (S. 58) Kreuzbein/ Steißbein (S. 56-58) Knie/Bein (S. 57-58)	

Beschreibung

Ein Mangel an Blutzuckergehalt. Viele miteinander verbundene Systeme arbeiten daran, den Blutzuckerspiegel konstant zu halten, und dies trotz großer Schwankungen im Verbrauch oder Ausstoß von Glukose (Blutzucker). Alle Kohlehydrate werden in Glukose umgewandelt, und diese wird in Form von Glykogen in der Leber und in der Muskulatur gespeichert. Wird Glukose gebraucht, wird sie aus den Glykogen-Speichern abgerufen. Eine Vielfalt von Hormonen bemüht sich um die Erhaltung des Gleichgewichts zwischen der Verbrennung von Glukose und ihrer Speicherung; das wichtigste Hormon in diesem Prozeß ist das Insulin (siehe Diabetes). Hypoglykämie wird durch einen zu hohen Insulingehalt des Blutes charakterisiert. Dieser bewirkt durch erhöhte Verbrennung, daß dem Blut Glukose entzogen und die gespeicherte Glykogen-Menge erhöht wird – auf Kosten des Blutes.

Es gibt viele Symptome der Hypoglykämie. Ein plötzlicher Energie-Abfall und psychische Depressionen sind oft erste Anzeichen. Auch die Tätigkeit des Gehirns kann darunter leiden.

Sorgfältige Bearbeitung des Bauchspeicheldrüsen-Gebiets an beiden Füßen ist hier unerläßlich. Die Nebennieren sind ebenfalls einzubeziehen, und zwar wegen ihrer regulierenden Funktion bei der Speicherung von Eiweiß, Kohlehydraten und Fetten. Die Leber ist Speicher und Kontrollorgan für Glykogen.

Auch Schilddrüse und Hypophyse spielen eine Rolle im Stoffwechsel und sind ebenfalls am Zuckerhaushalt beteiligt.

Ein Sammelausdruck für hartnäckigen Schmerz in der Gegend des Ischias-Nervs. Der Ischias-Nerv ist der größte Nervenstrang des Körpers; er zweigt vom Kreuzbein aus in beide Beine und teilt sich über dem Knie noch einmal; vom Knie ausgehend reicht er bis zur Ferse hinunter.

Der Schmerz ist ein Symptom. Ursache der Ischias-Schmerzen ist jedoch meist Druck auf einen Spinalnerv, verursacht durch eine lockere Bandscheibe. Direkter Druck (z. B. durch schlechte Haltung beim Sitzen) kommt als Ursache seltener in Frage.

Die Hüften/Ischias-Gegend muß besonders gründlich bearbeitet werden; die Bein-Innenseite oberhalb des Knöchels kann zusätzlich durchgegangen werden. Manchmal finden sich am Übergang zwischen dem Gebiet Lymphe/Leisten und der Oberseite des Sprungbeins, wo die Hüften/Ischias-Gegend eine Ausbuchtung nach oben hat, besonders kräftige Ablagerungen.

Die Kreuzbein-Steißbein-Gegend und die Fersen-Unterseite müssen besonders bearbeitet werden; auch eine Bearbeitung der Knie/Bein-Region kann sich günstig auswirken.

Erkrankung	Kurzverweis	
Klingeln im Ohr *siehe Tinnitis*		
Knoten in der Brust *siehe Brüste*		
Kolitis	Dickdarm (S. 52-55) Sonnengeflecht (S. 45) Nebennieren (S. 48-51)	
Kopfschmerz	Kopf / Hals / Nebenhöhlen (S. 41-43) Sonnengeflecht (S. 45) Steißbein und Wirbelsäule (S. 56-58)	
Krampfadern	Dickdarm (S. 52-54) Inner-sekretorische Drüsen (S. 48-50, 59/60)	
Kreuzbein *siehe Rücken, Hüftbeschwerden, Ischias*		

Beschreibung

Eine Entzündung des Dickdarms. Dabei ist es wichtig, am Fuß jene Stelle zu finden, die sich auf die Irritation des Dickdarms bezieht. Bei Verdauungsproblemen spielen Verspannungen häufig eine Rolle. Behandlung: Sonnengeflecht (Verspannung), Nebennieren (Entzündung).

Kopfschmerz ist eine Reaktion auf bestimmte Medikamente und Drogen, auf physische und auch psychische Zustände, wie z. B. Angst. Die Zehen vertreten den Kopf/Hals-Bereich; die große Zehe ist besonders geeignet für die Behandlung von Verspannungen an Kopf und Hals. Versuchen Sie, das Kopf/Hals-Gebiet am Fuß gründlich durchzugehen. Das Sonnengeflecht ist zur Linderung von Verspannungen nützlich. Migräne, eine weitverbreitete und besonders unangenehme Form des Kopfschmerzes, ist leider noch nicht völlig erforscht. Die oben erwähnten Gebiete sind jedenfalls wichtig. Auch die Wirbelsäule soll in ihrer ganzen Länge behandelt werden, mit besonderer Beachtung des Steißbeins. So überraschend es auch klingt: Migräne läßt sich oft auf Verletzungen dieses Gebiets zurückführen.

Blaue Venen an den Beinen, meist hervorgerufen durch krankhafte Schwellungen. Die Blutzirkulation in den Beinen erfolgt durch Muskeldruck der Beine auf die Blutgefäße. Eine Reihe von Einbahn-Ventilen sorgt dafür, daß das Blut aufwärts fließt. Wenn diese Klappen nicht voll funktionsfähig sind, stagniert das Blut, Druck entsteht, und die Venen schwellen an und schmerzen. Druck kann auch von Problemen im Dickdarm herrühren, von zuviel Stehen, von Tumoren oder anderen Vorgängen, die das System unter Druck setzen.
Günstig kann eine Behandlung der Bezugszone am Arm sein (siehe Seite 22). Die innersekretorischen Drüsen, vor allem die Nebennieren, können die Gefäße des Blutkreislaufs beeinflussen.

Erkrankung	Kurzverweis	
Lungenleiden *siehe Asthma, Emphysem*		
Mandel-entzündung	Lymphe (S. 58) Hals (S. 40-42) Nebennieren (S. 48-51)	
Menopause *siehe Frauenleiden*		
Menstruation *siehe Frauenleiden*		
Migräne *siehe Kopfschmerz*		
Nebenhöhlen-entzündung	Kopf/Hals/ Nebenhöhlen (S. 40-42) Bauhinsche Klappe (S. 52-53) Nebennieren (S. 48-51) Hypophyse (S. 39)	
Netzhaut-ablösung	Auge / Ohr (S. 44) Hals (S. 41-43) Nieren (S. 48-51, 53)	

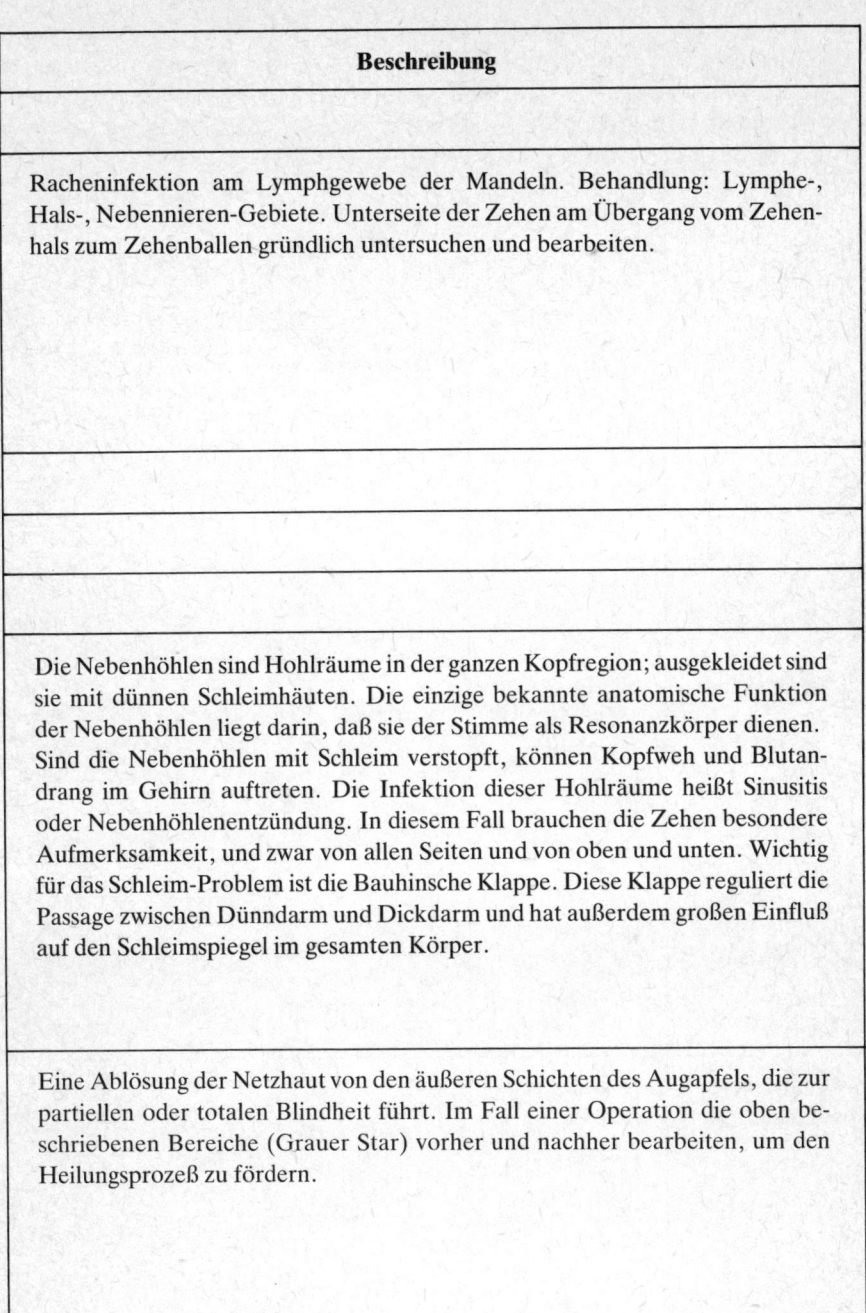

Beschreibung

Racheninfektion am Lymphgewebe der Mandeln. Behandlung: Lymphe-, Hals-, Nebennieren-Gebiete. Unterseite der Zehen am Übergang vom Zehenhals zum Zehenballen gründlich untersuchen und bearbeiten.

Die Nebenhöhlen sind Hohlräume in der ganzen Kopfregion; ausgekleidet sind sie mit dünnen Schleimhäuten. Die einzige bekannte anatomische Funktion der Nebenhöhlen liegt darin, daß sie der Stimme als Resonanzkörper dienen. Sind die Nebenhöhlen mit Schleim verstopft, können Kopfweh und Blutandrang im Gehirn auftreten. Die Infektion dieser Hohlräume heißt Sinusitis oder Nebenhöhlenentzündung. In diesem Fall brauchen die Zehen besondere Aufmerksamkeit, und zwar von allen Seiten und von oben und unten. Wichtig für das Schleim-Problem ist die Bauhinsche Klappe. Diese Klappe reguliert die Passage zwischen Dünndarm und Dickdarm und hat außerdem großen Einfluß auf den Schleimspiegel im gesamten Körper.

Eine Ablösung der Netzhaut von den äußeren Schichten des Augapfels, die zur partiellen oder totalen Blindheit führt. Im Fall einer Operation die oben beschriebenen Bereiche (Grauer Star) vorher und nachher bearbeiten, um den Heilungsprozeß zu fördern.

Erkrankung	Kurzverweis	
Nierenleiden	Nieren (S. 48-51, 53) Harnleiter (S. 53) Blase (S. 53-56) Nebennieren-drüsen (bei Infektion) (S. 48-50)	
Nierensteine	Nieren (S. 48-51, 53) Harnleiter (S. 53) Blase (S. 55/56)	
Ohnmachts-anfälle	Hypophyse (S. 39)	

Beschreibung

Die häufigsten Störungen betreffen die Filter-Funktion der Nieren. Die Nephronen oder kleinen Filter (von denen es in den Nieren etwa eine Million gibt) können von einer Infektion befallen werden. Dadurch wird der Abfluß des Harns behindert. Die Harnleiter können durch Steine blockiert werden (siehe Nierensteine) oder durch Druck von anderen Organen oder durch Vergrößerung der Prostata (bei Männern). Der Urin kann sich stauen und Infektionen übertragen, die zu ernsthaften Schäden führen. Die Nieren können durch Bluthochdruck beschädigt werden (siehe Bluthochdruck).

Ödeme, Flüssigkeitsansammlungen im Körper, können ebenfalls durch kranke Nieren verursacht werden (siehe Seite 106). Sie können zwar verschiedene Ursachen haben, doch sollten bei ihrer Behandlung immer die Nieren besonders bearbeitet werden.

Vergiftungserscheinungen im Körper können durch Bearbeitung der Nieren-Bereiche gebessert werden. Toxine (Giftstoffe) sind ein Nebenprodukt des Zellstoffwechsels. Die Nieren als wichtigstes Ausscheidungsorgan können das Blut filtern, das die Abfallstoffe abtransportiert.

Zu Nierensteinen kommt es, wenn der Harn zu sehr konzentriert ist; dann kristallisieren verschiedene Substanzen, wie z. B. Kalziumsalze, Harnsäuren und andere. Solange die Kristalle klein sind, werden sie oft unbemerkt ausgeschieden; größere Steine können jedoch die empfindlichen Harnleiter beschädigen. Die Harnleiter sind zwar elastisch, doch die größeren Nierensteine können beim Durchgang mit ihren scharfen Rändern die engen, empfindlichen Wände verletzen. In solchen Fällen wird ein operativer Eingriff zur Entfernung der Steine nötig. In jedem Fall müssen die Gebiete von Nieren, Harnleitern und Blase an den Füßen besonders bearbeitet werden.

Ohnmachten entstehen durch ungenügende Blutzufuhr zum Gehirn. Einen gerade ohnmächtig Werdenden kann man unter Umständen durch Bearbeitung des Hypophysen-Bereichs an beiden großen Zehen vermittels Daumen-Raupengriff (siehe Seite 37f.) in mehrmaligem Durchgang wieder ins Bewußtsein rufen.

Sobald der Patient das Bewußtsein wiedererlangt hat, muß der ganze Fuß behandelt werden, um den Grund für den Ohnmachtsanfall zu beseitigen.

Erkrankung	Kurzverweis	
Ohrenschmerz	Auge / Ohr (S. 44)	
Paralyse (Lähmung)	ganzer Körper Hals (S. 40-42) Wirbelsäule (S. 55/56) Schädeldach (S. 40)	
Phlebitis (Venenentzündung)	Leber (S. 48-51) Nebennieren (S. 48-51)	
Prostatabeschwerden	Prostata (S.59/60) Hoden (S. 59/60) Lymphe/Leisten (S. 58) Kreuzbein/Blase (S. 56-58)	

Beschreibung

Ohrenschmerz: die häufigste Ursache ist eine Infektion. Die Zehen nach empfindlichen Stellen in der Halsgegend abtasten; Augen/Ohr-Bereich gründlich durcharbeiten, mit besonderem Nachdruck auf Nebennieren, falls Entzündung oder Infektion vorhanden.

Paralyse kann verschiedene Ursachen haben (z. B. Schlaganfall, Verletzung usw.). Die Chancen für eine Besserung sind um so größer, je rascher der Patient nach Eintritt der Lähmung behandelt wird. Neueste Untersuchungen haben gezeigt, daß gelähmte Glieder sehr wohl durch Behandlung gebessert werden können, trotz geschädigter Nerven und Empfindungsverlust.

Der ganze Körper muß bearbeitet werden, einschließlich der Arme, Beine, Hände und Füße, um den allgemeinen Kreislauf zu verbessern. Lähmungen verlangen eine besonders intensive Behandlung; das Ergebnis der Behandlung hängt vom Alter des Patienten, vom zeitlichen Abstand seit Eintritt der Lähmung, und davon ab, wie weit die Lähmung sich ausgebreitet hat. Vorläufig ist noch nicht bekannt, wie hoch die Erfolgschancen sind; das müssen weitere Untersuchungen klären.

Entzündung, die meistens mit der Blockierung einer Vene durch ein Blutgerinnsel verbunden ist. Da die Leber an der Blutgerinnung beteiligt ist, muß die Leberregion am Fuß behandelt werden. Die der betroffenen Stelle am Bein entsprechende Armpartie empfiehlt sich hier zur Behandlung (Bezugszone). Die betroffene Stelle selbst **darf nicht behandelt** werden. Die Behandlung des Nebennierengebietes ist allgemein bei Entzündungen nützlich.

Eine männliche Drüse am Blasenausgang, die Urethra (Harnröhre) umschließend. Sie steuert die dünne, milchige, alkalische Flüssigkeit zum Samen bei. Krankheit oder Verletzung können die Prostata vergrößern, was zu ständigem Harndrang führt; bei älteren und alten Männern tritt dies sehr häufig auf. Intensivbehandlung: Prostata-Gebiet am Fuß. Im Daumengang die Innenseite des Beins hinunter, etwa unterhalb der halben Wade bis zum Sprungbein. Auch das übrige Kreuzbein- und Keimdrüsen-Gebiet muß begangen werden.

Erkrankung	Kurzverweis	
Psoriasis (Schuppen-flechte)	Nieren (S. 48-51, 53) Schilddrüse (S. 40) Nebennieren (S. 48-51) Hypophyse (S. 39)	
Rheumatismus *siehe Arthritis, Schleimbeutelentzündung*		
Rücken-beschwerden	Wirbelsäule (S. 55/56)	
1. Rücken-beschwerden (Halswirbel) Nacken	Hals (S. 41-43) Schulterspitzen (S. 43) Sonnengeflecht (S. 45)	
2. Mittlerer Rücken (Brustwirbel)	Wirbelsäule (S. 55/56) Sonnengeflecht (S. 45)	

Beschreibung

Krankhafte Veränderung der äußeren Hautschicht; typische Erscheinungsform sind rote Flecken mit schuppiger Oberfläche, hauptsächlich an der Kopfhaut, am Rücken und an den Armen. Bei der normalen Haut bilden alte Zellen die äußere Hautschicht, darunter bilden sich neue Zellen. Bei der Psoriasis wird dieser Vorgang beschleunigt; die neuen Zellen bilden sich schneller, als die alten abgestoßen werden können.

Zu diesem Prozeß tragen die innersekretorischen Drüsen bei, vor allem die Schilddrüse und die Nebennieren. Die Nieren können, als wichtigstes Ausscheidungsorgan des Körpers, die **Haut** teilweise entlasten (die ja ebenfalls Abfallprodukte abstößt).

Die Wirbelsäule ist mehr als bloßes Stützgerüst des Körpers, sie beherbergt das Rückenmark und stellt die Verlängerung des Gehirns unterhalb des Schädels dar.

Die Nerven, die vom Rückenmark ausgehen, beherrschen große Teile des Rumpfes (siehe Ischias).

Die sieben Halswirbel werden durch Verspannungen und Verletzungen betroffen, daher kommt es gerade hier häufig zu Problemen. Zur Behandlung empfehlen wir alle Seiten sämtlicher Zehen, mit besonderer Berücksichtigung der großen Zehe. Die Halswirbel betreffen mehrere Lateral-Zonen, der siebente Halswirbel umfaßt die kreisförmige Linie rund um den Zehengrund.

Auch die Fuß-Bereiche von Schultern und Sonnengeflecht sollten einbezogen werden, weil auch diese Bereiche meistens im Zusammenhang mit Verspannungen stehen.

Die Wirbel, die mit den Rippen zusammenhängen, sind an Problemen zwischen Hals und Gürtellinie beteiligt. Behandlung: das Spinal-Gebiet von der Basis der großen Zehe bis zur »Gürtellinie« am Fuß; dieses Gebiet erstreckt sich entlang der Fuß-Innenseite. Zusatzgebiet: Sonnengeflecht (Verspannung).

Erkrankung	Kurzverweis	
3. Unterer Rücken (Lendenwirbel)	Wirbelsäule (S. 55/56) Hüfte (S. 57) Sonnengeflecht (S. 45) Knie / Bein (S. 57) Lymphe / Leiste (S. 58)	
4. Kreuzbein (Steißbein) **Rücken** siehe auch: **Hüftleiden** **Ischias**	Wirbelsäule (S. 55/56) Lendenwirbel (S. 56-58)	
Schlaganfall **Schlaganfall** *siehe auch Herzanfall Bluthochdruck Paralyse*	Scheitel (S. 40) Kopf (S. 40-42) Wirbelsäule (S. 55/56)	
Schleimbeutel-entzündung	Schulter (falls mit-betroffen) (S. 43) Nebennieren (S. 48-51)	

Beschreibung

Die fünf Lendenwirbel tragen den Hauptteil des Körpergewichts und sind daher sehr anfällig. Behandlung: »Gürtellinie« bis Fersen-Hohlraum. Schwellungen in diesem Hohlraum können auf Kreuzbein- oder Blasenprobleme hinweisen (diese Gebiete überschneiden einander). Das Kreuzbein strahlt auf viele andere Bereiche aus; tritt an einer dieser Stellen eine Beschwerde auf, dann sollten alle anderen damit in Bezug stehenden Stellen bearbeitet werden.

Am Fuß verläuft dieser Bereich vom Fersen-Hohlraum aus entlang des inneren Fersenrandes. Zusatz-Zonen: an der Innen- und Außenseite der Ferse bis zum Knöchel, Fersengebiet auf der Fußsohle, und Lendenwirbel-Gebiet.

Platzen oder Verstopfung eines Blutgefäßes im Gehirn. Behandlung: Schädeldach-Gebiet an der Großzehe, die der betroffenen Seite entgegengesetzt liegt. Auch die Kuppen der kleineren Zehen einbeziehen, sowie überhaupt die gesamten Kopf/Hals/Nebenhöhlen- und Wirbelsäulen-Gebiete.

Die Schleimbeutelentzündung ist die Entzündung einer Bursa, d. h. eines jener weichen Gewebebeutel, welche sich zwischen Körperteilen befinden, die sich gegeneinander bewegen (besonders also in Gelenken). Davon werden z. B. die Schultern betroffen. Behandlung: Nebennieren-Gebiet an beiden Füßen (Entzündung!) und die jeweils betroffenen Körper-Bezugszonen.

Erkrankung	Kurzverweis	
Schleudertrauma **Schleudertrauma** *siehe Rücken* *(Halswirbel)*	Hals (S. 40-42) Lunge (S. 46-48) Wirbelsäule (S. 55/56)	
Schulter- **beschwerden** **Schulter-** **beschwerden** *siehe auch* *Schleimbeutel-* *entzündung*	Schulter (S. 45-47) Hals (S. 40-42) mittlerer Rücken (S. 56-58) Arm-Bereich (S. 51)	
Schwerhörigkeit *siehe auch Gehörstörungen*		
Schwielen **Schwielen** siehe auch **Hühneraugen**		
Schwindel **(Vertigo)**	Auge / Ohr (S. 44)	

Beschreibung

Verstauchung von Muskeln und Sehnen am Nacken, hervorgerufen durch einen jähen Schlag von hinten, wie z. B. bei einem Auffahrunfall. Der Schaden beschränkt sich nicht auf den siebenten Halswirbel, sondern reicht bis hinunter zu den Brustwirbeln. Häufig sind auch die Muskeln und Sehnen des oberen Rückens mit beeinträchtigt.

Besonders wichtig sind hier die erste und die zweite Zone. Halsbereich in allen Zehen behandeln. Wirbelsäule ebenfalls gründlich; zwischen der Großzehe und der zweiten Zehe die erste und zweite Zone bis zur Lunge hinunter durchgehen.

Schmerzen in den Schultern können ihre Ursachen außerhalb des Schulter-Bereichs haben. Die Gebiete von Hals und mittlerem Rücken sind Hilfbereiche für die Behandlung.

Bearbeiten Sie die Schulter-Region auf Fußrücken und -sohle; auch der Hals muß gründlich behandelt werden. Im Gebiet des mittleren Rückens werden Sie häufig auf empfindliche Stellen stoßen. Die Armgebiete bieten zusätzliche Hilfestellung.

Oft stehen Hühneraugen und Schwielen mit Schulterschmerzen in Zusammenhang, und zwar wegen ihrer Fähigkeit, ganze Zonen zu blockieren (siehe Seite 29f.).

Eine Verdickung der äußersten Hautschicht als Reaktion auf Reibung oder Druck. Harte Schwielen sind oft an der Oberfläche kaum empfindlich, aber unter diesen verhornten Stellen liegen wichtige Reflexe. Diese Reflexe sind oft von Ablagerungen überdeckt, da ja kein äußerer Reiz an sie herankommt. Behandlung: durch die verhornten Stellen hindurch! Besonders harte Schwielen gehören zum Fußpfleger.

Bei empfindlichen Schwielen ist – wie auch bei Hühneraugen – Vorsicht geboten. Behandlung der Umgebung stimuliert den Kreislauf in diesem Gebiet. Vorsichtig durch die Schwiele durcharbeiten.

Die Gründe dafür können vielfältig sein. Eine häufige Ursache ist eine Infektion des Innenohres, das das Gleichgewichtsorgan enthält.

Unter Vertigo verstehen wir einen Zustand, bei dem die Umgebung sich scheinbar zu drehen beginnt. Behandlung: Augen/Ohr-Bereich am Fuß; Hals-Gegend auf Empfindlichkeit überprüfen.

Erkrankung	Kurzverweis	
Sehenentzündung *siehe Schleimbeutelentzündung*		
Steißbeinbeschwerden *siehe Rücken (Steißbein)beschwerden*		
Taubheit in den Fingerspitzen	Siebenter Halswirbel (S. 40) Sonnengeflecht (S. 45)	
Tinnitis (Ohrensausen) **Tinnitis** *siehe auch Gehörleiden*	Auge / Ohr (S. 44) Hals (S. 40-42) Nebennieren (S. 48-51)	
Tumore	Hypophyse (S. 39) Bezugsbereich	

Beschreibung

Der siebente Halswirbel kann alles beeinflussen, von der Nackenbasis bis hinunter zu den Fingerspitzen. Die Halswirbel reagieren sehr empfindlich auf Verspannungen. Verspannung im Sonnengeflecht kann zu Verspannung im Nakken führen.
An den Füßen sind der siebente Halswirbel und das Sonnengeflecht besonders zu bearbeiten.

Ein Klingen, Summen oder Zischen im Ohr; hevorgerufen durch Störungen des Ohres oder des Gehörnervs. Die häufigsten Ursachen sind Ohrenschmalzpfropfen, Blockierung der Eustachischen Röhre, Reizung des Gehörnervs. Behandlung: Auge/Ohr- und Hals-Regionen gründlich durchgehen, dazu die Nebennierengebiete wegen möglicher Infektion der Eustachischen Röhre.

Jede Art von Schwellung oder Vergrößerung, insbesondere ein Wachstum ohne jede Funktion. Jede Art von Knochen- und weichem Gewebe-Wachstum im Körper steht unter dem Einfluß der Hypophyse; diese Drüse entscheidet nicht nur über die Körpergröße eines Menschen, sondern beeinflußt auch das Entstehen von Tumoren.
Tumore können auch bösartig sein. Krebs ist im Grunde nichts anderes als ein Zusammenbruch des normalen Zellwachstums; daraus entsteht eine verwirrende Vielfalt von Krankheiten.
Außer der Hypophyse sollte auch noch die Bezugszone des Tumors bearbeitet werden. Mit Hilfe der Zoneneinteilung ist das entsprechende Gebiet am Fuß leicht zu finden.

Erkrankung	Kurzverweis	
Unfruchtbarkeit männlich	Hoden (S. 59/60) Prostata (S. 59/60)	
weiblich	Gebärmutter (S. 59/60) Eierstöcke (S. 59/60) Eileiter (S. 58) Hypophyse (S. 39)	

Verhärtung der Arterien *siehe auch Bluthochdruck*

Verdauungsbeschwerden *siehe Kolitis*
Verstopfung
Divertikulitis
Blähungen
Hämorrhoiden
Hiatus-Hernie
Magengeschwüre

Verstopfung	Dickdarm (S. 52-55) Leber / Gallenblase (S. 48-51) Nebennieren (S. 48-51) Sonnengeflecht (S. 45) Kreuzbein (S. 56-58)	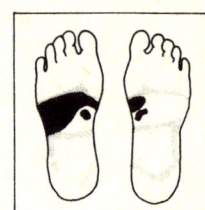 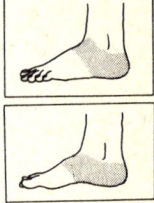

Vertigo *siehe Schwindelgefühl*

Beschreibung

Für die Unfähigkeit ein Kind zu empfangen, können die Ursachen struktureller, innersekretorischer oder psychischer Natur sein. Der Unfruchtbarkeit kann man nur mit gemeinsamer Anstrengung zu Leibe rücken. Beide Partner müssen untersucht werden, falls nicht eine ärztliche Diagnose bereits die Wurzel des Übels festgestellt hat.

In den weiblichen Geschlechtsorganen (siehe Frauenleiden) kann es zu verschiedenen Störungen bei Erzeugung und Transport des Eis kommen; so können z. B. die Eileiter blockiert sein. In manchen Fällen hat sich eine Bearbeitung der Hypophyse an beiden Großzehen günstig auf die Normalisierung der Regel ausgewirkt. Manchmal spielt auch das Gefühlsleben mit. Gespannte Erwartung und Sorge können zu einem allgemeinen Ungleichgewicht im ganzen System beitragen. Das Sonnengeflecht (der Schlüssel zu Verspannung!) braucht besondere Behandlung.

Beim Manne besteht die Möglichkeit, daß die Samenmenge zu gering ist und zur Empfängnis nicht ausreicht. Daher brauchen Hoden und Prostata besondere Behandlung.

Verstopfung kann viele Ursachen haben, darunter auch Verspannungen. Leber und Gallenblase erzeugen und speichern die zur Verdauung nötige Galle; die Nebennieren sind wichtig für das reibungslose Funktionieren der Muskeln (wie bei der Peristaltik = Kontraktion des Verdauungskanals). Beschwerden in der Kreuzbeingegend können die ganze Umgebung in Mitleidenschaft ziehen. Das Verdauungssystem ist auch für die Nebenwirkungen von Verspannung empfänglich. In diesem Fall müssen alle Stellen am Fuß bearbeitet werden, die zu den entsprechenden Körperteilen in Beziehung stehen.

Nachwort

Sobald Sie einmal die Techniken beherrschen und Ihr eigenes Behandlungsmuster entwickelt haben, werden Sie beginnen, sich weitere Gedanken zu machen. Auf keinen Fall dürfen Sie »mechanisch« an die Dinge herangehen, sondern müssen offen bleiben für Intuition und Spontaneität. Vergleichen Sie die Fußzonentherapie mit dem Erlernen eines Musikinstruments. Da üben Sie Tonleitern und Griffe und studieren die Theorie – aber Musik ist mehr als nur Technik. Sie müssen fähig sein, einen **Sinn** für das Werk zu entwickeln, ein **Gespür** dafür. Und das gleiche gilt für jedes Paar Füße. Das macht die Fußzonentherapie zu einem so faszinierenden und befriedigenden Arbeitsgebiet.

Der Schlüssel zum Erfolg ist Beobachtung. Je mehr Füße Sie behandelt haben, um so besser werden Sie die Individualität jedes einzelnen Fußes erfassen. Sie werden sich wahrscheinlich bald selbst dabei ertappen, wie Sie zu sich sagen: »Hm, diese Großzehe fühlt sich gar nicht so an wie die letzte.« Das ist ein Zeichen dafür, daß Sie in Ihrer Arbeit vorwärts kommen. Bald werden Sie sich eine Reihe von Behandlungsabläufen zurechtgelegt haben, die Sie dann jedem einzelnen Problem anpassen können.

Wodurch also wird man zu einem guten Fußzonentherapeuten? Vor allem durch Ausdauer und harte Arbeit. Die Fußzonentherapie ist nicht geeignet für Menschen, die mit minimalem Einsatz nach raschen Lösungen suchen. Man braucht dafür viel Zeit und Hingabe und ein unermüdliches Interesse für die täglichen Gefährdungen unserer Gesundheit.

Wie findet man als Patient einen guten Fußzonentherapeuten? Woran erkennt man ihn? In Kapitel vier finden Sie dazu einige gute Richtlinien. Was Sie **nicht** brauchen, ist ein Therapeut, der spezifische Krankheiten behandelt, der Ihnen bestimmte Medikamente verordnet oder Ihnen Diagnosen stellt. Derartige Dinge gehören nicht zur Ausbildung des Fußzonentherapeuten, und sie gehören auch nicht zu den Aufgaben und Funktionen der Fußzonentherapie.

Machen Sie bitte einen weiten Bogen um alle »Mechaniker« – das sind jene, die sich etwas zugute tun auf die Entdeckung, daß sich mit einer phantasievollen Zusammenstellung von Instrumenten und mithilfe der Fingerknöchel jede Menge Druck ausüben läßt. Wer das tut, ist nicht nur faul, sondern handelt auch gefährlich, und ist jedenfalls kein echter Fußzonentherapeut. Dabei sprechen wir aber nicht von Therapeuten, die Roller oder andere Instrumente für das Selbsthilfe-Programm empfehlen – denn in diesem Fall können Sie ja **selbst** den angewandten Druck richtig einschätzen und einsetzen.

Auch eine Fuß-Massage ist nicht das, was Sie suchen. Eine Fuß-Massage ist eine gute Sache, hat aber nichts mit Fußzonentherapie zu tun. Und sollten Sie einem »Therapeuten« in die Hände gefallen sein, der Ihre Füße vor der Behandlung einölt, dann suchen Sie sich einen anderen. Die Füße **nach** der Behandlung einzucremen, zählt jedoch durchaus noch zur regulären Praxis eines Fußzonentherapeuten.

Wenn Ihr Therapeut sehr viel Druck anwendet und sich nicht um Ihre Schmerzgrenze kümmert, dann bitten Sie ihn, damit aufzuhören. Erklären Sie, daß Sie mehr Rücksicht erwarten. Hört er nicht auf Sie, dann gehen Sie zur Konkurrenz. Der Therapeut muß imstande sein, seine Technik Ihren Bedürfnissen anzupassen. Haben Sie Geduld mit ihm; aber Schmerz und Unbehagen brauchen Sie nicht auf sich zu nehmen. Denken Sie daran: das Ziel der Behandlung ist Entspannung. Wenn Sie sich nach der Behandlung nicht entspannt fühlen, dann besprechen Sie das mit dem Therapeuten. Das wird es ihm leichter machen, genau jene Druckintensität zu finden, die für **Ihre** Füße die richtige ist.

Das gleiche gilt für den Einsatz der Finger. Sie müssen es dem Therapeuten sofort sagen, wenn Sie es spüren, daß ein Daumen- oder Fingernagel Ihren Fuß trifft. Nützt das nichts, dann stimmt etwas nicht mit der Technik des Therapeuten, und Sie werden sich nach einem anderen umsehen müssen. Denken Sie daran: an Ihnen liegt es, zu beurteilen, ob der Therapeut Ihnen wirklich das bietet, was Sie von ihm erwarten. Dieses Buch soll Ihnen dabei helfen. Wenn der Fußzonentherapeut aber auf Ihre Kommentare und Signale hört, dann verdient er schon dadurch einen Gutpunkt, und Sie sollten ihm eine zweite Chance geben.

Die Fußzonentherapie ist noch lange nicht etabliert, aber sie kommt ohne akademische Titel und Würden aus; lassen auch Sie sich nicht von oberflächlichem Aufputz blenden. Das wichtigste ist, daß der Therapeut die Techniken beherrscht, Ihre Füße richtig beurteilt und auf Sie in einer Weise eingeht, die Sie zufriedenstellt. Wenn **Sie** bei ihm nicht glücklich sind, dann gehen Sie zu einem anderen. Und für diejenigen unter Ihnen, die selbst Fußzonentherapeuten werden wollen, gilt: sobald Sie einmal erkannt haben, welche Therapeuten Sie für Ihre eigenen Füße suchen, dann wissen Sie auch schon, welche Art von Therapeut Sie selbst sein wollen – und sollen.

Register

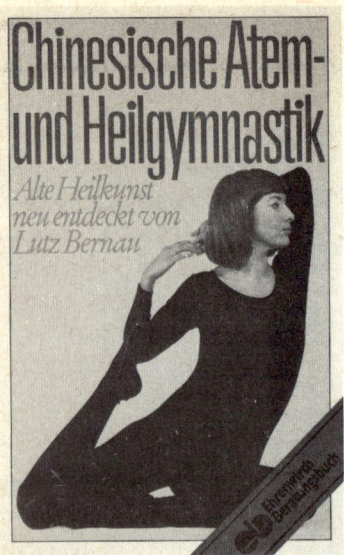

Lutz Bernau
Chinesische Atem- und Heilgymnastik

Alte Heilkunst – neu entdeckt.
108 Seiten. Pbck. DM 19,80.
ISBN 3-431-02553-6

Ganz gezielt entwickelte Gymnastikübungen verhelfen zu Harmonie im Körper und Linderung oder Beseitigung von Beschwerden.
Die Übungen selbst verlangen keinen durchtrainierten Körper, nur etwas von der sprichwörtlichen chinesischen Geduld und Ausdauer, dann gelingen jedem die „Kleine Kälte" bei Verdauungsbeschwerden, der „Flußwächter" für den Stoffwechsel, die „Tiger-Übung" bei vegetativer Dystonie und die „kung-fu-Übungen" bei Rheuma.

Hiltrud Lodes
Atme richtig

Der Schlüssel zu Gesundheit und Ausgeglichenheit.
2. Auflage. 140 Seiten mit zahlr. Zeichnungen. Pbck. DM 19,80.
ISBN 3-431-02554-4

„Das Buch füllt eine Lücke aus in einem Bereich, für den Ärzte meist nicht zuständig sind, denn sie werden erst aufgesucht, wenn die Atmung nicht mehr funktioniert. Konsequentes Befolgen individuell ausgewählter Ratschläge und Übungen aus dem Buch von Hiltrud Lodes kann bewirken, daß man zumindestens wegen der Atmung gar nicht erst zum Arzt muß."
Deutsche Krankenpflege-Zeitschrift

Thérèse Bertherat / Carol Bernstein
Der entspannte Körper

Schlüssel zu Vitalität, Gesundheit und Selbstbestimmung.
120 Seiten. Pbck. DM 19,80.
ISBN 3-431-02420-3

„Thérèse Bertherat hat eine eigene Methode entwickelt, um den Verspannungen in der Muskulatur, die häufig die Ursache mannigfacher Beschwerden sind und selbst ihre Ursachen in einem körperlichen Fehlverhalten haben, zu lösen. Durch eine Reihe von Übungen lernt man, den Schlüssel zu seinem Körper wiederzufinden, ihn in Besitz zu nehmen, ihn zu bewohnen und darin endlich die Vitalität, die Gesundheit und die Selbstbestimmung zu finden, die uns zu eigen sind. Ein Buch, auf das die Autorin nach der Veröffentlichung in Frankreich 15.000 begeisterte Leserzuschriften erhielt." *Steyrer Zeitung*

Sue Luby
Hatha Yoga

Das Programm für Ihre Gesundheit.
Aus dem Amerikanischen von Brigitte Stein.
270 Seiten mit mehr als 400 Fotos und über 100 Zeichnungen.
Großformat 21 x 28 cm. Pbck. DM 48,–.
(Spiralbindung)
ISBN 3-431-02613-3

Entspannen, Auftanken, sich wohlfühlen und damit mehr Selbstvertrauen gewinnen – ohne seinen Tagesablauf ändern und ohne teure Geräte kaufen zu müssen: dieses außerordentlich praktische und reichbebilderte Buch verhilft dazu. Ein Dauerseller in den USA.

Preisänderungen vorbehalten.

Ehrenwirth Verlag München

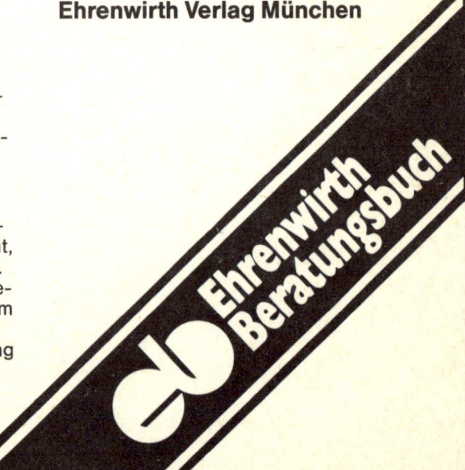